LE
DIABÈTE SUCRÉ
ET SON
TRAITEMENT HYDROLOGIQUE

ÉTUDE COMPARATIVE

PAR LE

Docteur E. DUPOUREAU

Médecin aux Eaux de Cauterets (Hautes-Pyrénées)

Lauréat de l'Académie de Médecine 1888 et 1895

Lauréat de l'École supérieure de pharmacie — Ex-interne lauréat des hôpitaux de Paris
Membre de plusieurs Sociétés savantes de France et de l'Étranger
Chevalier de SS. R. de Charles III — Officier de l'Instruction publique

PRÉFACE
De M. le Docteur F. GARRIGOU

Chargé du cours d'hydrologie à la Faculté mixte de Toulouse
Directeur de l'École d'hydrologie minérale des Pyrénées

Ouvrage couronné au prix Palmail par la Faculté de Médecine
Prix Capuron, 1896, Docteur Albert Robin, rapporteur.

PARIS
OCTAVE DOIN, ÉDITEUR
8, PLACE DE L'ODÉON, 8

1898

LE DIABÈTE SUCRÉ

ET SON

TRAITEMENT HYDROLOGIQUE

POITIERS. — SOC. FRANC. D'IMPR. ET DE LIBR. (OUDIN ET Cie)

LE
DIABÈTE SUCRÉ
ET SON
TRAITEMENT HYDROLOGIQUE

ÉTUDE COMPARATIVE

PAR LE

Docteur E. DUHOURCAU

Médecin aux Eaux de Cauterets (Hautes-Pyrénées)
Lauréat de l'Académie de Médecine 1888 et 1894
Lauréat de l'École supérieure de pharmacie — Ex-interne lauréat des hôpitaux de Paris
Membre de plusieurs Sociétés savantes de France et de l'Étranger
Chevalier de l'O. R. de Charles III — Officier de l'Instruction publique.

PRÉFACE
DE M. LE DOCTEUR F. GARRIGOU

Chargé du Cours d'hydrologie à la Faculté mixte de Toulouse.
Directeur de l'École d'hydrologie médicale des Pyrénées, etc.

Ouvrage couronné par l'Académie de Médecine
Prix Capuron, 1894, Docteur Albert Robin, rapporteur.

PARIS

OCTAVE DOIN, ÉDITEUR
8, PLACE DE L'ODÉON, 8

1898

TABLE DES MATIÈRES

PREMIÈRE PARTIE

ESQUISSE MÉDICALE DU DIABÈTE SUCRÉ.

DEUXIÈME PARTIE

TRAITEMENT HYDROLOGIQUE DU DIABÈTE SUCRÉ.

ÉTUDE COMPARATIVE.

Eaux étrangères :

TROISIÈME PARTIE

ACTION ET EMPLOI DES EAUX MINÉRALES CONTRE LE DIABÈTE SUCRÉ

GÉNÉRALITÉS.

APPENDICE

AVERTISSEMENT

A l'instigation d'un maître qui a été le juge de ce travail et qui témoigne, dans son enseignement hospitalier et dans ses livres, un juste et patriotique intérêt aux eaux minérales, — encouragé par un autre maître de l'hydrologie dont je suis fier de me dire le disciple et l'ami, après avoir été son collaborateur, — je livre à l'impression ce Mémoire que l'Académie de Médecine a estimé digne d'un de ses prix.

Je remercie M. le Dr Albert Robin, qui a eu à l'apprécier devant l'Académie, et M. le Dr Félix Garrigou, qui a bien voulu en écrire la préface, de l'amical intérêt dont ils m'ont donné des preuves répétées.

Écrit en 1894, ce Mémoire se serait trouvé aujourd'hui un peu en retard sur la science hydrologique : aussi ai-je cru pouvoir, par de légères additions, le mettre à la hauteur des faits nouveaux et des connaissances actuelles.

D'autre part, convaincu que le médecin tirerait des avantages précieux, surtout pour ses malades, de la connaissance personnelle des localités balnéaires et de leurs ressources thermales, j'ai cherché à rendre mon livre plus instructif et plus attrayant, en l'agrémentant de quelques vues des principales stations antidiabétiques. Je dois ici un remercîment sincère aux intelligents administrateurs de ces stations qui m'en ont gracieusement fourni les clichés.

J'ai voulu plus encore faire de ce livre le Vade-mecum du praticien, que le Dr Albert Robin a cru voir dans mon Mémoire académique sur cette question spéciale du traitement hydrologique du diabète sucré. Heureux serai-je si, en visant ce but, j'ai pu être utile et à mes confrères et aux eaux minérales de France et des pays voisins, dont l'étude devrait être plus familière aux médecins, et dont les services qu'elles peuvent rendre aux malades méritent d'être mieux appréciés de tous.

Dr E. DUHOURCAU.

PRÉFACE

Les applications *rationnelles* de la médecine hydro-balnéaire sont tellement rares, à notre époque dite de lumière et de progrès, que lorsqu'on rencontre sur le sujet un ouvrage approfondi dans son exposé, à la hauteur de la science moderne, et dont l'auteur se fait remarquer par sa pratique et par sa logique, on se fait non seulement un plaisir, mais un devoir de le lire, et de méditer ses divers chapitres.

L'impression que le travail de M. le Dr Duhourcau, « *Le diabète sucré et son traitement hydrologique* », m'a laissée, a été telle, que je n'ai pas hésité à répondre favorablement à la demande que mon disciple et savant confrère a bien voulu m'adresser, celle de faire une sorte d'introduction à son œuvre.

Cette demande, en me faisant honneur, m'a donné l'occasion de constater une fois de plus que, seuls, les médecins hydrologues qui veulent consciencieusement et savamment scruter les coins et recoins d'une question hydropathique, sont capables de la placer sur son véritable terrain, et de lui faire faire un pas sérieux dans la voie du progrès.

Pour appliquer correctement les enseignements de l'hydrologie à la cohorte sans fin des maladies chroniques, il faut avoir préparé sa pratique spéciale, par des études également spéciales d'histoire naturelle, de chimie et de médecine. Telle est la règle qu'impose aujourd'hui la marche ascendante de la science. Telle est la voie que commence à suivre la jeune génération, à l'exemple de quelques praticiens déjà anciens, dont on saura plus tard apprécier à leur juste valeur les efforts et les services rendus.

M. Duhourcau a cherché à montrer que, sans la chimie, l'hydrologie ne saurait que rentrer dans les pseudo-sciences empiriques. C'est déjà un grand pas ; constatons-le en commençant notre exposé. Mais nous ne saurions dire, cependant, que le vide à combler dans les combinaisons hydropathiques du diabète n'existe plus après la lecture du travail du médecin de Cauterets. Une portion reste encore à niveler.

Suivons-le dans ses grandes divisions du sujet.

Dans un court historique, le Dr Duhourcau a tracé à grands pas les principales phases de l'étude du diabète.

Il arrive, avec une série de savants, à donner de cette maladie une définition qui nous paraît être plutôt une description symptomatique, et sur laquelle nous reviendrons plus loin. Pour le moment, appelons-la : maladie sucrée, glucosurie, ou diabète.

En admettant que l'hérédité peut transmettre la maladie en question, il reste démontré pour M. Duhourcau, comme pour tous, que des maladies constitutionnelles, générales, rhumatisme, goutte, lithiase biliaire, nervosisme, peuvent marcher de pair avec le diabète, chez les familles diabétiques. Les causes qui affaiblissent l'organisme, l'énergie vitale, dans tous les éléments anatomiques, peuvent causer la maladie sucrée, comme elles causent les précédentes.

La symptomatologie et l'anatomie pathologique du diabète sont soigneusement exposées, dans tous leurs détails. L'analyse de l'urine d'après les procédés les plus modernes est invoquée comme capable, par les substances découvertes, et par le moment de l'émission de l'urine, par rapport aux repas, d'éclairer le diagnostic de la nature du diabète, diabète gras, diabète maigre.

Le pronostic est en rapport avec l'état du sang, l'état des organes, dont l'altération profonde peut tuer le malade, et avec l'état d'empoisonnement parasitaire ou chimique plus ou moins grand de ce malade.

La pathogénie du diabète exposée d'une manière brève, mais nourrie, permet de soupçonner que la lésion primitive du système nerveux est la cause première de la présence du sucre dans les urines, et que la glucosurie coïncide avec un état acide du sang.

Ce sont là, croyons-nous, deux faits de la plus haute importance, à côté desquels l'altération anatomique et fonctionnelle du foie et du pancréas doit être rangée comme élément secondaire, dans la marche normale de la maladie. Cette altération pouvant survenir d'une manière accidentelle, traumatique, par exemple, entraînera secondairement la glucosurie. Celle-ci serait donc la manifestation forcée de l'altération fonctionnelle du foie et du pancréas, soit directement par l'intervention d'un trouble du système nerveux central, soit directement par une altération traumatique de ces deux organes.

Si nous n'avions pas déjà eu nos idées assises sur la cause primordiale du diabète, en dehors des causes traumatiques et organiques, c'est-à-dire sur l'altération primitive du système nerveux, la synthèse de toutes les théories émises sur la question et parfaitement exposées par M. Duhourcau, nous aurait forcément conduit à dire que la perturbation primitive du système nerveux était la vraie cause de la glucosurie chez tous les sujets. C'est là pour nous une maladie par défaut de combustion, *une acaussie*, comme le sont la goutte, la gravelle, le rhumatisme, avec leurs conséquences organiques et les variétés idiosyncrasiques de leurs manifestations, sous l'influence d'une perturbation cérébrospinale.

Tel est le résultat synthétique, si important au point de vue hydropathique, de l'exposé des diverses théories du diabète sincèrement exposées. Nous verrons, en parlant du traitement, que sa synthèse corrobore celle de la pathogénie.

Jusque-là on ne trouvera sans doute rien d'original et de neuf dans cette première partie de l'œuvre. Mais elle a l'avantage de faire voir en quelques pages, les dimensions décroissantes des mailles qui ont resserré de plus en plus les théories du diabète, dans des limites aujourd'hui imposées par la théorie en même temps que par la pratique.

La deuxième partie du livre du médecin de Cauterets, « *Traitement hydrologique du diabète sucré* », devient son chapitre le plus instructif, au point de vue de la théorie nouvelle des causes de la maladie qui nous occupe, et de la manière dont il faut attaquer son traitement.

M. Duhourcau met d'abord en relief une vérité fondamentale, c'est que les eaux bicarbonatées alcalines ont été les premières et les plus préconisées contre le diabète sucré. Plus tard, et peu à peu, on a constaté qu'une quantité d'eaux minérales de natures diverses arrivaient aussi à modifier et à guérir le diabète.

Il rappelle une phrase d'un rapport de M. le Dr Max Durand-Fardel à la Société d'hydrologie médicale de Paris : « Le traitement thermal du diabète paraît se « circonscrire dans deux indications distinctes : 1° faci- « liter la transformation des principes sucrés et féculents « dans l'économie, 2° reconstituer l'organisme. »

Si la deuxième indication du savant hydrologue avait été placée la première, je n'hésiterais pas à dire que cette phrase, admirable dans sa simplicité et dans la vérité thérapeutique qu'elle exprime, résume la ligne de conduite qui doit être celle de tous les médecins hydrologues.

Toutes les eaux minérales, agissant sur le système nerveux pour en calmer l'excitation et pour lui donner le ressort qu'il a perdu, diminuent le diabète. La jonction à ce traitement hydropathique, des eaux qui doivent rendre au sang son alcalinité perdue, constitue le complément indispensable de la première partie de la médication. Et comme les eaux de diverses natures ont des compositions variées pour les principes constitutifs organiques et minéraux, de même que chaque malade a sa nature, ses idiosyncrasies spéciales, ses sensibilités métalliques personnelles, il faut que la médication réponde à tous les besoins réunis, à toutes les exigences constitutionnelles accumulées chez le même sujet.

Voilà pourquoi le Dr Duhourcau a pu accumuler dans son traité hydropathique du diabète, l'énorme série d'eaux minérales qui ont rendu, au dire des médecins de chacune des stations citées, de vrais services aux diabétiques.

C'est parce que le sang se remonte dans les stations d'altitude, comme dans les diverses stations minérales métallifères, que le système nerveux se remonte aussi et que les diabétiques envoyés dans les hautes régions des montagnes peuvent revenir fortement améliorés ou quelquefois guéris.

Dans son énumération des eaux favorables à la guérison du diabète, M. Duhourcau parle des eaux arsenicales d'Auvergne, dont il proclame, avec les confrères qui ont écrit sur ces sources, les bons effets dans le traitement de la maladie qui nous occupe. Sans doute, l'arsenic est, nous le reconnaissons, un grand modificateur de l'organisme ; mais à côté de l'arsenic, il y a dans les eaux d'Auvergne une quantité relativement très considérable de métaux d'une activité physiologique et thérapeutique incontestable. La plupart des eaux antidiabétiques citées par M. Duhourcau en contiennent aussi, quelquefois même en quantité très sérieuse.

Et c'est parce qu'on ignore ces faits volontairement (car depuis plus de 25 ans on est resté sourd aux résultats des analyses consciencieuses et très délicates qui les ont mis au jour,) que l'hydrologie médicale a piétiné sur place, et a empêché, par l'insouciance de tous, de voir le triomphe éclatant et expliqué de sa puissance curative dans le traitement des maladies chroniques, au nombre desquelles la glucosurie occupe une si large place.

C'est le mercantilisme, aidé de tous ses moyens d'action, qui a présidé jusqu'à ce jour, chez trop de médecins, à l'application des eaux minérales. C'est la direction scientifique et l'instruction profonde qui doivent faire oublier, à l'avenir, ce triste écart de la ligne droite et des exigences de notre dignité professionnelle, en mettant l'hydrologie médicale à l'abri des attaques dont elle a été l'objet à notre époque, plus encore qu'à toute autre.

Comme complément indispensable à son excellent traité du diabète et de sa médication hydropathique, M. Duhoureau accompagne son exposé des indications et contre-indications du traitement. C'était là une chose utile à tous, aux médecins des grandes villes surtout, qui ignorent généralement les détails intimes de chaque groupe de sources.

L'ouvrage se termine par un appendice chimique sur les urines diabétiques. Excellent exemple à donner à ceux qui veulent consciencieusement suivre les malades dans chaque station thermale, et publier ensuite des observations médicales et des conclusions pratiques dignes de foi.

Le travail du Dr Duhoureau sur le diabète, et ses autres publications relatives aux eaux minérales et à leur usage, marqués au sceau de la science et du bon sens médical, n'auront pas peu contribué à maintenir l'hydrologie française au niveau auquel tous les médecins hydropathes, aimant réellement leur pays, doivent ambitionner de la voir s'élever.

Le côté pratique de l'ouvrage est indiscutable.

Toulouse, le 10 mars 1898.

Dr F. GARRIGOU.

Le mémoire n° 4 a pour devise : « *Le diabète n'est
pas un ; il y a plusieurs diabètes, et il y a beaucoup plus
de diabétiques, chacun ayant son diabète.* »

Ce mémoire, très volumineux, ne comprend pas
moins de 300 pages.

La première partie est consacrée à l'étude médicale
du diabète et à sa pathogénie. Elle ne comporte rien
de nouveau, et se borne à donner un résumé *fidèle*
de l'état de la science sur la question.

La deuxième partie et la plus importante répond bien
exactement au sujet proposé par l'Académie. Avant d'a-
nalyser séparément l'action de chacune des eaux minérales, l'auteur a rassemblé les jugements que les médecins dont le nom fait autorité, ont porté sur la cure
hydrologique du diabète. Puis vient l'étude individuelle
de chaque station, étude très complète où la plupart
des eaux minérales sont passées en revue. Ici encore, on
ne peut suivre l'auteur dans les innombrables détails
qu'il donne à propos de ces diverses sources.

Certes, il paraît utiliser moins que ne l'ont fait les auteurs des deux mémoires précédents, les données qui résultent des variations nutritives chez le diabétique, et la partie bibliographique et de pure érudition tient peut-être une place un peu trop grande dans cette étude excellente d'ailleurs à tant d'autres points de vue. Aussi les médecins qui consulteront ce mémoire seront-ils parfois embarrassés pour saisir l'opinion personnelle de l'auteur. Néanmoins cet excès même de citations procure un ensemble de pièces qui n'avaient point été réunies jusqu'ici, et si l'exposition en est parfois allongée, on ne peut s'empêcher de considérer la grande somme de travail fournie par l'auteur et l'habileté avec laquelle il a su tirer parti des documents accumulés.

A propos des indications de la cure, l'auteur suit la même méthode. Il donne l'opinion d'un certain nombre de savants compétents sans y mêler peut-être assez de discussion ; mais les conclusions par lesquelles il résume son long travail présentent un caractère de précision qui a vivement frappé les membres de la Commission, et constituent une sorte de *vade-mecum* très clinique qui sera vivement apprécié.

Il conseille Vichy, Vals, Le Boulou, aux diabétiques azoturiques à oxydations exagérées.

Carlsbad et ses congénères sont applicables aux obèses, aux azoturiques, aux pléthoriques.

Les goutteux dyspeptiques iront à Pougues.

Sail et le Mauhourat semblent avoir une action sur quelques diabétiques maigres à tempérament herpétique.

Aux arthritiques goutteux, uricémiques et graveleux, on prescrira Contrexéville, Vittel, Capvern, et à ceux qui sont très nerveux, Bagnères-de-Bigorre.

Les anémiques fatigués, au début de la cachexie, prendront des eaux ferrugineuses légèrement alcalines ou les eaux arsenicales de la Bourboule et de Royat.

Telles sont, sommairement réduites, les conclusions que l'auteur développe largement et qui donnent à son ouvrage le caractère pratique qui manquait un peu aux premières parties.

En dehors des quelques réserves formulées plus haut, le mémoire n° 4 répond donc très bien à la question posée par l'Académie, et l'érudition dont son auteur fait preuve évitera à ceux qui le liront les longues et difficiles recherches d'une documentation approfondie.

AVANT-PROPOS

Si la littérature médicale est riche déjà de travaux remarquables sur la question générale du diabète sucré, il n'en est pas tout à fait de même en ce qui concerne le traitement par les eaux minérales de cette maladie aujourd'hui nettement délimitée et assez bien connue.

A part les eaux de Vichy en France et celles de Carls-bad à l'étranger, qui forment comme le pivot autour duquel gravite pour ainsi dire la thérapeutique hydrobalnéaire du diabète, il y a peu de sources qui aient été formellement recommandées contre cette dyscrasie. Les Annales des Sociétés d'hydrologie françaises ou étrangères ne sont pas très fournies en études spéciales sur ce sujet cependant intéressant, et les livres ou brochures qui lui ont été consacrés en dehors des deux stations que nous venons de citer sont malheureusement encore assez rares.

Nous essaierons toutefois de rapporter ici, en les résumant, les publications parvenues à notre connaissance, et en même temps que nous en ferons une analyse critique, nous tenterons un parallèle entre les diverses eaux dont il aura été question, en nous appuyant sur les écrits des hydrologues eux-mêmes, et sur ceux des maîtres qui ont consacré au diabète sucré des leçons cliniques ou des traités spéciaux dignes de servir de guides dans une semblable étude.

Un coup d'œil rapide sur les divers points constituant la pathologie du diabète nous paraît devoir former l'entrée en matière ; puis nous examinerons les théories pathogénétiques du diabète, celles surtout sur lesquelles nous croyons pouvoir nous appuyer pour discuter la valeur des traitements hydrobalnéaires qui lui sont opposés, pour établir une comparaison rationnelle, pour fonder un jugement sérieux entre ces divers traitements.

De là découleront nos conclusions.

Dans un appendice complémentaire, nous exposerons sommairement les moyens de contrôle qui permettent de juger des effets du traitement hydrologique du diabète.

Nous espérons de la sorte répondre à la question proposée par l'Académie.

LE

DIABÈTE SUCRÉ

ET SON

TRAITEMENT HYDROLOGIQUE

ÉTUDE COMPARATIVE

PREMIÈRE PARTIE

ESQUISSE MÉDICALE DU DIABÈTE SUCRÉ

Définition et Historique.

Il a été donné bien des définitions du diabète ; mais depuis Celse, Galien, Arétée, Paul d'Egine, qui ne voyaient en lui qu'une trop grande abondance d'urine, une diarrhée urineuse amenant la cachexie, jusqu'à Thomas Willis qui, en 1674, découvrit le premier la saveur mielleuse de certains flux d'urine, aucun médecin n'avait reconnu la vraie nature du diabète sucré.

D'après Christie et Cantani, les livres sacrés de l'Inde parleraient de l'urine de miel. En Europe, il a fallu arriver jusqu'au dernier quart du XVIIIᵉ siècle pour voir Pool et Dobson retirer le sucre de l'urine diabétique, puis Cauley et Frank la faire fermenter. Quelques années après,

1

Nicolas et Gueudeville s'aperçurent qu'il n'était pas du sucre ordinaire, et. en 1815, Chevreul établit sa nature en l'assimilant à la glycose ou sucre de raisin.

Depuis lors, grâce aux progrès de la chimie et de la physiologie, le jour se fait sur la pathogénie du diabète. A l'époque de la découverte du sucre diabétique, Mead avait songé à en attribuer la production au foie. Plus de cent ans après, John Rollo fait remonter nettement le diabète à des « changements morbifiques dans les puissances naturelles de la digestion et de l'assimilation », et il conseille, pour le guérir. « une entière abstinence des végétaux, un régime animal exclusif. et des médicaments propres à prévenir la formation de la matière sucrée ».

En 1827, Tiedman et Gmelin retrouvent le sucre dans le chyle de chiens nourris avec de la fécule. Ambrosiani, dès 1835, puis, dans les années suivantes, Maitland, Mac-Grégor et Bouchardat constatent sa présence dans le sang des diabétiques. Magendie et Thompson, en 1845 et 1847, le signalent dans le sang de chiens nourris de féculents.

Enfin, en 1848 et plus tard, Claude Bernard démontre le rôle du foie qui, sous l'influence du système nerveux central, transforme le sucre des aliments en matière glycogène, puis le livre de nouveau au sang, à l'état de glycose, pour être brûlé dans l'économie.

Depuis, l'étude du diabète est entrée dans une phase des plus actives, où les théories de sa pathogénie se sont considérablement multipliées. C'est en envisageant ces travaux que nous pourrons trouver à expliquer les divers traitements hydrologiques proposés aujourd'hui contre le diabète sucré, et à discuter la valeur de chacun d'eux.

Conformément à la question posée par l'Académie, nous laisserons de côté les autres affections qu'on a plus ou moins improprement qualifiées de diabète, telles que la polyurie simple, ou diabète insipide, le diabète phosphatique, l'azoturie, etc., et nous nous en tiendrons au diabète glycosurique, ou diabète vrai.

Il nous faut d'abord le définir. Nous commencerons par éliminer toutes les glycosuries transitoires qui se présentent à la suite d'une alimentation vicieuse, fortement chargée en sucre, ou bien au cours d'une autre maladie pendant laquelle le sucre n'existe que temporairement et disparait d'une manière spontanée, sans médication ou hygiène spéciales.

Avec Bouchardat, Jaccoud, Lecorché, Picot, Bouchard et bien d'autres, nous considérons le diabète sucré comme « une maladie constitutionnelle, une dystrophie caractérisée par une glycosurie persistante, accompagnée d'autres produits de combustion, et qui, avec des symptômes plus ou moins marqués de soif exagérée, de polyurie, de polyphagie, amène avec le temps, si elle n'est pas combattue, l'amaigrissement et la cachexie ».

Nous ne saurions admettre, comme certains auteurs, que dans un diabète vrai, si masqué qu'il soit par un régime alimentaire, la glycosurie puisse être absente pendant des mois ou des années. Pour nous, glycosurie et diabète *sucré* sont inséparables.

Etiologie.

Le diabète parait en certains cas se déclarer spontanément ; mais, en cherchant bien, peut-être y trouverait-on l'influence de l'hérédité. Celle-ci, en effet, est incontestable et le plus souvent directe ; quelquefois même elle est double, les deux parents étant ou ayant été diabétiques.

Il faut noter surtout l'influence de maladies constitutionnelles, telles que la goutte, la gravelle, la lithiase biliaire, l'obésité, le rhumatisme, les maladies nerveuses, que l'on retrouve fréquemment chez les générateurs ou dans les familles des diabétiques.

On en rencontre sous toutes les latitudes, et bien qu'on ait noté une plus grande fréquence du diabète dans certaines contrées que dans d'autres, le climat ne parait pas avoir grande influence sur sa production. Les différences d'habitudes, d'alimentation, d'hygiène, la prédisposition aux maladies arthritiques expliquent mieux ces diversités : il est certain que les aliments sucrés et féculents, les boissons riches en sucre et en substances amylacées favorisent son développement.

Si le diabète se montre plus fréquent chez certaines races ou dans certaines classes de la société, cela tient plutôt à des habitudes de sédentarité ou de luxe entrainant le ralentissement de la nutrition. Il existe à tous les âges, surtout entre 30 et 60 ans, et il est plus grave aux deux âges extrêmes de la vie. La femme est plus souvent atteinte que l'homme.

Certains cas de diabète, dit conjugal, ont pu faire croire à sa contagion : mais ce sont là de simples coïncidences, encore assez rares et qui s'expliquent par les influences semblables d'un même milieu.

Comme causes occasionnelles, nous citerons, entre autres, les traumatismes, les chutes sur la tête, les affections des centres nerveux, l'état puerpéral, les influences morales et dépressives, le surmenage, etc...

Si le froid surtout humide et prolongé arrive à produire le diabète, les affections du tube digestif, les maladies du foie, certaines maladies infectieuses, l'impaludisme, les maladies constitutionnelles, la syphilis peuvent aussi le déterminer.

On sait avec quelle fréquence le diabète coïncide avec la goutte. Charcot, comme Stesch, Wyth et d'autres, admettent un diabète symptomatique de la goutte. Celle-ci et le rhumatisme comptent, d'après Prout, Rayer, Garrod et de nombreux cliniciens, parmi les causes les plus fréquentes du diabète. Chez les obèses, les névrotiques, les cancéreux, il n'est pas rare, et s'il n'y a pas identité entre ces diverses maladies et le diabète, il y a similitude d'origine pour leurs grandes causes prédisposantes et pour celles de l'altération vitale des éléments anatomiques. C'est encore ce que prouve la coexistence du diabète avec la phosphaturie, l'hyperazoturie et l'albuminurie, brightique ou non. Toutes ces causes agissent en affaiblissant l'énergie vitale, tant des éléments anatomiques que de l'ensemble de l'organisme. Dyscrasies, ralentissement de la nutrition expliquent cette pathogénie.

Anatomie pathologique.

De l'anatomie pathologique du diabète nous ne retiendrons que la multiplicité des lésions qui ont été constatées, aucune n'étant constante, et toutes prouvant que le diabète n'est pas une maladie localisée, mais bien une maladie générale, *totius substantiæ*. Les centres nerveux sont très souvent altérés ; le cerveau présente du ramollissement, des foyers hémorrhagiques, de l'athérome des vaisseaux. Les nerfs pneumo-gastriques, les sympathiques offrent des lésions particulières.

Le sang, quoique d'aspect normal, est fréquemment surchargé de graisse, ou bien moins alcalin qu'à l'état normal (Lecorché). En tout état de cause, il présente toujours de l'hyperglycémie, et parfois un excès d'urée, d'acide urique, etc...

Les lésions du cœur ou de l'endocarde, les altérations sclérosiques des artères se rencontrent chez les diabétiques.

Le foie, généralement congestionné, montre de la dégénérescence graisseuse ou de la cirrhose, le plus souvent hypertrophique, compliquée ou non de mélanodermie.

Le pancréas offre les altérations les plus typiques, au point qu'elles ont suffi, pour certains, à expliquer la pathogénie du diabète dit, pour cela, *pancréatique ;* c'est l'atrophie qui domine, totale ou partielle, limitée alors à la queue de l'organe. La sclérose vasculaire y a été constatée.

L'estomac, l'intestin présentent quelquefois des lésions de catarrhe chronique.

Mais les poumons sont le plus souvent et le plus profondément atteints, soit par des lésions banales, soit par des processus tuberculeux.

Les reins peuvent être altérés, soit par une hypertrophie

fonctionnelle, soit par une nécrose ou dégénérescence épithéliale, véritable infiltration glycogénique de l'épithélium, s'accompagnant ou non de pyélite, d'uréthrite, etc...

Du côté des organes génito-urinaires, on constate souvent de la balano-posthite avec phimosis, ou de la vulvite.

Les lésions de la peau sont fréquentes : le professeur Fournier les a décrites sous le nom de *diabétides*, simples ou parasitaires (anthrax, furoncles, phlegmons, lichen, xanthôme).

Les troubles circulatoires entraînent souvent des gangrènes et des nécroses, sèches ou humides.

On connaît la fréquence de la cataracte chez les diabétiques, et on peut rencontrer des hémorrhagies rétiniennes ou de l'atrophie du nerf optique.

Toutes ces lésions, dont plusieurs coïncident chez le même sujet, démontrent que le diabète est bien une dyscrasie générale, et n'est pas *un* dans ses causes ni dans ses lésions. Ce fait nous aidera à comprendre les actions efficaces d'eaux minérales différentes dans leurs constitutions et leurs effets, mais aboutissant au même résultat, l'amélioration et parfois la guérison des diabétiques, par le même mécanisme, le remontement de l'état général, la reconstitution de l'organisme déchu.

Symptomatologie.

Ce n'est pas ici le lieu de s'étendre sur les symptômes du diabète. Il nous suffira d'énumérer rapidement les plus caractéristiques, connus d'ailleurs de tout le monde.

Le début, l'entrée dans le diabète passent le plus souvent inaperçus ; mais les incidents les plus variés, parfois les plus insignifiants, peuvent le faire dépister. Quelques signes néanmoins sont plus spécialement révélateurs : soif exagérée, polyurie ou incontinence nocturne, fatigue facile, sensible le matin, surtout dans les membres inférieurs, défaillance physique, amaigrissement inexplicable, prostration morale, impuissance ou rigidité que rien ne légitime, troubles digestifs, furonculoses, névralgies sciatiques ou faciales des deux côtés (Worms, taches de sucre sur les chaussures ou les vêtements souillés par l'urine.

Le diabète confirmé présente un syndrome classique sur lequel il est inutile d'insister : polyurie, polydipsie, polyphagie, coïncidant avec des urines sucrées et finissant par aboutir à l'autophagie et au dépérissement cachectique.

La polyurie et les envies fréquentes d'uriner sont marquées surtout la nuit : la quantité d'urine peut varier de deux à quatre litres dans les cas ordinaires, et s'élever à dix ou quinze litres dans les cas graves. On a même signalé des chiffres exceptionnellement plus élevés.

La polydipsie est en rapport avec l'abondance de la miction. La soif, qui manque rarement, est parfois impérieuse et coïncide le plus souvent avec une aggravation de la glycosurie. Elle se fait sentir le soir et dans la nuit. Il est sage de ne pas trop priver le diabétique de boissons, dont une abstention forcée lui serait plutôt nuisible.

La polyphagie, qui fait quelquefois défaut, est en proportion des pertes subies par l'organisme, en sucre, sels et urée. Malgré une boulimie qui fait absorber au diabétique jusqu'à dix et douze kilos d'aliments par jour, les fonctions de l'estomac sont assez bien conservées. Chez quelques-uns cependant, en raison précisément de ces besoins de manger, des douleurs gastralgiques se font sentir avant les repas et rendent les malades inquiets. Ils souffrent quelquefois de dyspepsie, avec ou sans modification du suc gastrique.

Les sécrétions étant en général diminuées chez les diabétiques, ils éprouvent de la constipation, interrompue de temps en temps par des crises de diarrhée. La salive est épaisse, acide ou sucrée entre les repas. La langue est sèche et fendillée ; ses papilles hypertrophiées lui donnent l'aspect et la sensation d'une langue poilue, ou *pileuse*. La sécheresse de la bouche rend la déglutition pénible et la parole embarrassée. Les gencives et les dents sont attaquées par l'acidité de la salive, qui amène la gingivite expulsive. L'haleine des diabétiques offre une odeur spéciale, aigrelette et désagréable.

La diminution habituelle des sueurs entraîne la sécheresse de la peau, sur laquelle se développent fréquemment un prurit plus ou moins généralisé, de l'érythème, de l'herpès, des zonas, du psoriasis, de l'eczéma, de l'onyxis, du lichen et un xanthôme pour ainsi dire spécial. Les anthrax et les phlegmons sont communs dans le diabète. Ces accidents cutanés ont été attribués à de la névrite périphérique des vaso-moteurs, d'où stase du sang, et plus tard gangrène.

Nous avons déjà signalé les balano-posthites et les vulvites, auxquelles doivent s'ajouter l'atrophie des testicules, des métrites granuleuses, des métrorrhagies, et même des cystites catarrhales ou purulentes.

Nous passerons ici rapidement en revue les caractères que présente l'urine des diabétiques : pâle, devenant opalescente, à odeur doucereuse ou de pomme reinette, à densité élevée, d'une acidité marquée, elle a une saveur nettement sucrée quand elle contient trente à quarante pour mille de glycose. Nous rappellerons toutefois que la glycosurie — qu'il faut toujours mesurer sur les urines des vingt-quatre heures, — doit être caractérisée par l'abondance et par la constance du sucre pour diagnostiquer un diabète vrai. Son élimination est la plus forte deux à trois heures après les repas, et aussi le matin au réveil.

L'excès d'urée, l'azoturie, ou pour mieux dire l'hyperazoturie accompagne généralement le vrai diabète, et elle constitue un signe important de pronostic ; l'urée peut atteindre les chiffres de 40 à 80 grammes et même plus de 100 gr. par jour, au lieu de 18 à 25 gr.

Rares sont les hypoazoturiques. Cependant chez près de la moitié des diabétiques, avec une ration d'entretien ordinaire, l'urée reste à son chiffre normal. En tout cas, il est bon de doser de temps à autre cette urée.

La phosphaturie peut être normale, mais elle augmente

en général parallèlement à l'élimination du sucre ; il se produit alors une désassimilation exagérée qui rend compte de ces pertes en sucre, urée et phosphates. Ces dernières expliquent certains cas de douleurs osseuses ou d'ostéomalacie constatés au cours du diabète. La phosphaturie est souvent en connexion avec l'excès d'urée, et quelquefois alterne avec la glycosurie.

L'albuminurie est fréquente et peut tenir soit à une altération rénale survenue dans le cours du diabète, auquel cas elle est grave, l'albumine étant abondante et rétractile ; — ou bien elle n'est que passagère, sans gravité, et coexiste alors avec des diabètes légers. Peut-être a-t-elle quelque influence sur l'apparition de la cataracte.

L'acide urique peut se trouver en excès dans les urines diabétiques, et parfois même il devient un signe précurseur de la glycosurie (Coignard).

La présence de l'acétone est un des caractères les plus inquiétants de l'urine : elle doit faire craindre le coma, une des complications les plus graves, dans lequel meurent nombre de diabétiques.

Chez eux, la température du corps est assez généralement abaissée à 36° et même à 34°. La fièvre ne fait guère monter le thermomètre au delà de 38 degrés. Il s'explique par une gêne dans la circulation due à la viscosité du sang, à la faiblesse du cœur, à une asthénie généralisée provoquée par une réparation insuffisante : car la nutrition des diabétiques est troublée de bien des manières : ils absorbent en respirant moins d'oxygène que l'homme sain, et ils exhalent moins d'acide carbonique et d'eau. Le Dr Frémont a montré que chez eux la désassimilation est presque toujours augmentée et les oxydations sont exagérées. Il en résulte de l'épuisement nerveux et une faiblesse musculaire en désaccord avec l'apparence extérieure, qui se traduisent par de l'insomnie, des crampes, du lumbago.

Les troubles nerveux sont fréquents dans le diabète : ils portent sur les nerfs sensitifs, comme les névralgies symétriques, les hyperesthésies et les anesthésies partielles, — ou sur les nerfs moteurs, comme le démontre l'abolition des réflexes tendineux, rotulien ou autres, si bien étudiés par Ch. Bouchard. Des lésions de la moelle accompagnent et causent même assez souvent, on le sait, la glycosurie. Charcot et son école ont signalé des paralysies du sens musculaire, des douleurs fulgurantes, des paraplégies et de véritables pseudo-tabès chez les diabétiques. Les troubles trophiques qu'ils présentent sont aussi des plus variés... Ils sont exposés aussi à des attaques apoplectiformes, convulsives ou comateuses, à des paralysies motrices, dont bien des exemples, des plus dissemblables, ont été publiés. Signalons encore, dans l'ordre nerveux, des dyspnées asthmatiformes, des fausses angines de poitrine et maladies de Basedow, l'apathie, l'énervement, la frigidité ou impuissance génitale, et enfin de véritables attaques d'un sommeil auquel le malade ne peut résister, même en plein jour. Il n'est pas surprenant, après cela, que l'intelligence et la mémoire se trouvent affaiblis aussi au point d'arriver à la démence.

Le cœur est souvent dilaté, hypertrophié ou graisseux. L'endocardite n'est pas rare et s'accompagne de lésions valvulaires ou artérielles, et surtout d'artério-sclérose.

L'appareil respiratoire est fréquemment atteint : les rhumes sont faciles. La pneumonie fibrineuse à pneumocoques revêt chez les diabétiques une gravité exceptionnelle. On voit aussi une pneumonie fibreuse spéciale et de la gangrène pulmonaire compliquer leur état ; mais la phthisie est surtout la maladie qui enlève le plus de diabétiques.

Parmi les lésions oculaires, nous avons signalé déjà la cataracte diabétique. Il faut y joindre bien d'autres troubles plus ou moins sérieux, amblyopie, diplopie, rétinites et hémorrhagies rétiniennes, atrophie du nerf optique, iritis, irido-choroïdite, etc...

On a observé l'otalgie, des otites avec carie du rocher, et une surdité diabétiques.

Enfin Leudet et Lecorché ont signalé l'agueusie et l'anosmie, autrement dit la perte du goût et de l'odorat.

Pendant la grossesse, le diabète peut amener des accidents sérieux : hémorrhagies, développement anormal du fœtus, mort prématurée de l'enfant et souvent de la mère. S'ils ont résisté, la mère ne doit pas nourrir, l'allaitement aggravant toujours la situation.

Il en est de même de toutes les maladies intercurrentes, fièvre typhoïde, affections pulmonaires ou rénales, etc., qui sont toujours des complications à redouter.

Diagnostic.

Après ces détails, il semblera facile d'établir le diagnostic du diabète. Néanmoins, dans bien des cas, il échappera au médecin.

Si l'un des signes dénonciateurs que nous avons énumérés attire son attention, l'analyse de l'urine lui révélera seule, avec certitude, l'existence de la glycose. Si par une des réactions quelconques, dont nous nous occupons à part, dans l'appendice qui termine ce travail, le médecin constate la glycosurie, il devra s'assurer qu'il a bien affaire à un diabète vrai. L'examen des urines devrait d'ailleurs faire partie de tout diagnostic. Car le syndrôme du diabète confirmé est loin d'être complet chez tous les diabétiques, et par contre, il se présente souvent chez d'autres malades qui n'ont point de glycosurie, comme les dyspeptiques, les artério-scléreux, etc.

Il serait bon aussi que le médecin s'habituât à pratiquer lui-même l'inspection et au moins l'analyse sommaire de l'urine de ses malades ; il se mettrait ainsi à l'abri de toutes ces erreurs dont on pourrait conter de singulières histoires. C'est à lui ensuite à voir quel parti il peut tirer de sa découverte pour le plus grand bien de son client. Une grande prudence lui est nécessaire afin d'asseoir son diagnostic et avant de le communiquer à l'intéressé. Les renseignements uroscopiques devront être complétés, une première fois d'abord, et puis de temps à autre, au cours de la maladie, au point de vue du dosage de l'urée, des acides urique, phosphorique, des chlorures, et, s'il y a lieu, de l'albumine et des éléments figurés de l'urine. On établira ainsi les pertes totales en azote, et le coefficient des oxydations qu'il s'agit de déterminer. Ensuite le médecin s'assurera également si la glycosurie n'est pas attribuable à l'hygiène alimentaire du malade, à l'état des voies digestives et des fonctions du foie. Dans ce but, il sera bon d'analyser deux échantillons d'urine, l'un prélevé le matin, et l'autre dans la journée, quelques heures après le principal repas. Mais le dosage du sucre devra être fait sur l'ensemble des urines des vingt-quatre heures. Ces précautions permettront de distinguer une glycosurie dyspeptique ou hépatique d'un vrai diabète. Dans ce dernier cas d'ailleurs, l'état des voies digestives est important aussi à surveiller.

Il faudra interroger les antécédents héréditaires et pathologiques du malade, au point de vue du début du diabète, de son évolution. On devra surtout songer à l'arthritisme comme étant la diathèse qui favorise le plus son éclosion, et à l'obésité qui semble y prédisposer particulièrement. Le ralentissement de la nutrition, dû à un défaut d'équilibre entre les recettes et les dépenses par un exercice insuffisant, peut provoquer un diabète toujours moins sérieux que celui des arthritiques. On ne devra pas oublier les influences morales, les chocs nerveux, les surexcitations de tout genre qui constituent autant de causes occasionnelles du diabète.

La manière d'être des réflexes tendineux et des autres réactions nerveuses, l'état de la mémoire, de l'intelligence et des sens, renseigneront sur le fonctionnement, normal ou non, des centres cérébro-spinaux. On se souviendra que dans les affections médullaires qui atteignent le bulbe, la glycosurie se présente quelquefois. Il faudra s'enquérir des conditions du sommeil, des organes des sens, des fonctions génitales, etc., surveiller le poids des malades par des pesées régulières, et ausculter souvent la poitrine pour vérifier l'état des poumons et du cœur.

Marche et pronostic.

Chez les enfants et les jeunes gens, le diabète a une marche rapide et un pronostic sérieux. Il se présente surtout sous forme de diabète maigre, aigu, et se complique presque toujours avant sa terminaison, qui est générale-ment fatale.

A l'âge mûr, il est plus lent et plus facile à guérir.

Chez la femme enceinte, il peut provoquer l'avortement et même la mort, par coma ou par phtisie consécutive. Cependant il cesse quelquefois après la délivrance ; mais il ne faut pas que la femme diabétique allaite.

Les sujets astreints à des fatigues démesurées, les victimes de la misère ou des chagrins, les gens exposés à une mauvaise hygiène, résistent moins longtemps au diabète, qui marche bien plus vite lorsqu'il dépend de lésions du pancréas que lorsqu'il est lié à l'arthritisme.

Le diabète gras, ou celui qui atteint les sujets gras, est toujours moins sérieux et moins rapide dans sa marche que le diabète maigre ou développé chez les personnes maigres. Est-ce que les premiers ont une provision de graisse plus abondante qui leur permet de résister mieux et plus long-temps au mal ? — ou bien le diabète maigre est-il simple-ment d'une nature plus maligne, lié qu'il serait, comme le croit le professeur Lancereaux, à des lésions pancréatiques ? — La question n'est pas encore jugée définitivement.

La gravité du diabète traumatique dépend des lésions qui l'occasionnent ; on comprend que sa marche et son pronostic varient avec celles-ci et avec les accidents secondaires qu'elles peuvent entraîner.

Règle générale, le diabète dû à une alimentation vicieuse est peu grave et disparaît facilement. Celui qui persiste avec un régime carné est plus sérieux.

Le diabète à marche lente (Worms), surtout chez un arthritique qui a conservé ses réflexes et un coefficient élevé d'oxydation de l'azote, sera moins inquiétant que le diabète à caractères opposés.

Mais un diabétique guéri doit savoir qu'il a plus de chances qu'auparavant de voir son mal s'emparer de lui.

Le diabétique meurt le plus souvent par suite de complications parasitaires, suppuratives ou gangréneuses, plutôt que de son diabète même. Il peut aussi mourir par le foie, par les reins, et surtout par les poumons. Souvent encore l'acétonémie amène chez lui un coma qui l'enlève rapidement.

Pathogénie.

Après cet exposé de la pathologie du diabète, que nous avons cherché à rendre le plus complet possible dans sa substantielle concision, il nous faut, pour étudier avec fruit les traitements hydrologiques du diabète, nous rendre compte de sa nature, du mécanisme de sa production, autrement dit de sa pathogénie, et passer en revue les explications auxquelles celle-ci a donné lieu.

L'excès de sucre dans l'alimentation ne permet pas à ce sucre de se brûler en entier dans le sang ; apporté par la veine porte au moment de la digestion, il ne peut être retenu par le foie, et il passe directement dans la circulation, et de là dans les urines. On a pu constater des urines sucrées chez des nourrices au moment de la montée du lait, ou quand la lactation se trouvait enrayée par une cause quelconque : c'est d'une façon analogue à cette lactosurie accidentelle que se produit la glycosurie alimentaire.

D'autre part, le foie fabrique du sucre dans ses cellules, et en plus grande quantité pendant le travail de la digestion qu'à l'état de repos. C'est aux dépens des aliments albuminoïdes qu'il fabrique sa matière glycogène, laquelle produit ensuite le sucre qui passe dans le sang petit à petit, pour servir à la combustion selon les besoins de l'économie. Le foie joue le double rôle de producteur et de régulateur du sucre, et s'il est troublé dans son fonctionnement, la glycosurie ne tarde pas à apparaître. Celle-ci peut même, dans des conditions déterminées, révéler l'état de la cellule hépatique. Si, en effet, au cours d'une maladie du foie, on voit la glycose se montrer dans l'urine après un repas chargé en sucre, c'est que les cellules hépatiques sont altérées. Il faut donc en conclure qu'il existe un diabète par lésion du foie, un diabète hépatique. Il n'est pas rare dans l'alcoolisme.

Par ailleurs, on sait, depuis 1849, époque à laquelle Cl. Bernard produisit pour la première fois le diabète expérimental, en piquant le plancher du quatrième ventricule, au-dessous de l'origine des nerfs pneumo-gastriques, que bien des lésions nerveuses dues au traumatisme déterminent la glycosurie. Nombreux sont les points où les expérimentateurs tels que Schiff, Pavy, Laffont, Frank, Eckard, Cyon et Aladoff, Munk, Klebs, Filehne, par des lésions variées du système nerveux, ont produit ce phénomème

Aubel, Arthaud et Butte, en France, ont obtenu le syndrôme diabétique par l'irritation du bout périphérique du pneumo-gastrique sectionné. On explique ces glycosuries expérimentales, qui rendent très bien compte de certains diabètes nerveux, par des dilatations vasculaires, paralytiques ou actives, produites soit dans le foie, soit ailleurs. Pavy et Schiff ont admis que dans ces expériences, c'est la congestion du foie qui amène la glycosurie. Mais il devrait en être de même dans toutes les congestions hépatiques, et comme bon nombre de maladies hyperémiques du foie existent sans qu'il y ait glycosurie, le professeur Bouchard a pensé que celle-ci pouvait être produite par une action inhibitoire sur la nutrition générale. Luchsinger ayant fait voir que chez des animaux inanitiés, dont le foie ne renferme plus de glycogène, la piqûre du plancher du quatrième ventricule n'amène pas de sucre dans les urines, on pourrait en conclure que ces piqûres ou tout traumatisme nerveux agissent, comme l'a pensé P. Legendre, en inhibant la fonction glycogénique des cellules du foie.

Bien des substances toxiques, ou simplement des médicaments ingérés en excès amènent aussi la glycosurie. Nous n'en finirions pas si nous voulions énumérer toutes les expériences de ce genre tentées depuis Cl. Bernard jusqu'à nos jours et dans tous les pays.

Le curare, par exemple, en paralysant les nerfs moteurs des muscles, arrête la consommation du sucre par ceux-ci quand ils fonctionnent ; — d'autres corps, comme le chloroforme, l'éther, l'alcool, en agissant directement sur les cellules hépatiques, ralentissent les mutations nutritives ; — d'autres enfin, surtout injectés dans les veines, ralentissent la consommation du sucre en s'opposant à l'osmose du sang.

Certains acides peuvent, en diminuant l'alcalinité des humeurs, s'opposer à la combustion du sucre.

L'oxyde de carbone, en enlevant aux globules sanguins la propriété de fixer l'oxygène, amène aussi la glycosurie.

La phloridzine la provoque, sans produire de glycémie, chez les animaux et chez l'homme ; les effets de ce glycoside ont été bien étudiés par F. Moritz et W. Prausnitz.

Ces glycosuries par empoisonnement sont d'habitude peu considérables et de courte durée, quand la vitalité des éléments anatomiques n'est pas profondément altérée.

Chez des chiens en état d'inanition et dont le foie ne contenait plus de glycogène, le docteur Quinquaud a pu amener des urines sucrées en provoquant des hémorrhagies.

Enfin, des expériences relativement récentes et déjà nombreuses ont montré que l'extirpation du pancréas ou la suppression du suc pancréatique déterminent de véritables diabètes, sur lesquels nous n'insisterons pas autant que leur intérêt pathogénique l'exigerait, quand nous allons exposer les diverses théories de cette maladie.

Disons cependant que la clinique n'est pas restée muette

sur ce point. M. Hoppe Seyler, entre autres, a publié récemment des observations cliniques établissant une relation de cause à effet entre les lésions du pancréas et le diabète sucré, dont elles éclairent la pathogénie. Il s'agissait de véritables scléroses du pancréas, qui, en détruisant les éléments sécréteurs de la glande, annihilaient ses fonctions, et, partant, entraînaient à leur suite l'apparition du diabète.

Théories du diabète.

Abordant ici un des points les plus importants, à notre avis, de cette étude, nous allons passer en revue, par ordre chronologique autant que possible, un certain nombre de travaux dus surtout à des maîtres français, qui nous permettront de nous faire une idée assez complète des théories émises sur le diabète.

Comme l'écrivait, en 1869, le professeur P. Brouardel, dans son *Étude critique des diverses médications employées contre le diabète sucré,* — qu'il développa savamment en une thèse pour le concours d'agrégation, — si l'observation clinique et la statistique sont les premières bases permettant d'apprécier la valeur des médications ordinaires, pour le diabète il y a aussi, à côté des faits, les théories qui dictent le plus souvent ces médications ; or, les cures hydro-balnéaires ne font pas exception à cette règle.

P. Brouardel estimait avec raison qu'il n'existe pas de théories embrassant tout le cortège de symptômes que le diabète présente, et il cherchait à dégager de chacune d'elles l'idée pratique qu'elle renfermait et l'influence qu'elle avait exercée sur la thérapeutique du diabète. Ce qui était vrai en 1869 l'est encore aujourd'hui, et si les théories se sont multipliées, aucune d'elles n'a pu embrasser toutes les formes cliniques du diabète, et force nous est de chercher dans chacune l'explication de quelques faits seulement.

Voici, en un résumé succinct, l'exposé de ces théories pathogéniques que donnait, il y a vingt-cinq ans, le doyen actuel de la Faculté de médecine de Paris.

« Rollo et Bouchardat faisant venir le sucre des aliments, Mialhe et Reynoso ont expliqué que le sucre se détruisait dans un organisme sain, et non chez le diabétique, qui l'élimine dès lors en nature. Pour Mialhe, la cause de cette non-destruction du sucre résidait dans l'acidité ou le défaut d'alcalinité du sang.

Pour M. Reynoso, le sucre se détruisant sous l'influence de la respiration, si on en retrouve dans les urines, c'est par suite d'une hématose insuffisante à le détruire dans le poumon : le diabète doit donc être combattu par des stimulants de la respiration.

En 1848, Claude Bernard démontra la fonction glycogénique du foie ; son exagération, par exemple, par certaines lésions cérébrales ou nerveuses, serait la cause du diabète.

Schiff, Becker, Krause l'ont confirmé.

Figuier, Sanson, Rouget ont montré que la matière glycogène existe aussi dans le sang. Reste à savoir comment cette matière se convertit en glycose. Pavy et Schiff, pour l'expliquer, ont eu recours à leurs théories des ferments.

D'après Pavy, la matière glycogène, formée et déposée dans le foie, ne se transformerait pas en sucre à l'état normal, car l'influence nerveuse empêcherait le ferment hépatique existant pendant la vie de déployer son action ; le sucre ne se formerait qu'après la mort.

Meissner, Jœger et Schiff ont confirmé ses expériences.

Mais Schiff n'admet pas l'existence du ferment pendant la vie ; ce ferment ne se formerait qu'après la mort, — ou bien quand la circulation est gênée pendant la vie. Pour lui, le foie est le foyer du phénomène diabétique, mais il est un foyer passif ; le ferment produit dans un point quelconque de l'économie devient efficace dans le foie. Dans les maladies fébriles ou cachectiques, le ferment existe toujours, mais c'est la matière glycogène qui ne se forme plus. — Tout cela aurait besoin d'être démontré.

Cependant ces hypothèses mènent à des déductions thérapeutiques : la théorie nerveuse de Cl. Bernard a conduit à établir la forme nerveuse du diabète et à utiliser les nervins ; — la théorie de Schiff portera à régulariser les mouvements de la circulation. Elle a été à peu près admise par le professeur G. Sée. »

Dans un article des plus fournis de son *Nouveau Dictionnaire de médecine et de chirurgie pratiques*, le professeur Jaccoud a, de son côté, exposé brillamment la pathogénie et les théories du diabète, telles qu'il les comprenait alors. Nous ne saurions nous dispenser d'en donner un rapide aperçu.

Les féculents, dit-il, sont transformés en sucre dans l'appareil digestif. Une partie en est absorbée directement, mais ne reste pas en nature dans le sang ; elle se fixe dans le foie sous forme de matière glycogène ou amyloide : celle-ci forme à son tour du sucre.

D'après Jaccoud, il y a trois théories principales du diabète : ce sont la théorie *gastro-intestinale*, — la théorie *pulmonaire*, — et la théorie *hépatique* : — 1° par suite d'un vice dans le processus digestif, la transformation des féculents en sucre est trop rapide ou trop abondante dans le canal intestinal ; l'absorption en introduit donc dans le sang une quantité exagérée : de là glycémie et glycosurie. La persistance de ces conditions anormales conduit au diabète confirmé. Cette explication n'est admissible que pour les cas exceptionnels dans lesquels la glycosurie cesse définitivement à la suite de la suppression des aliments féculents et sucrés ; — 2° la théorie pulmonaire admet que le sucre provenant des aliments n'est plus brûlé dans le poumon comme à l'état sain, et qu'il reste dans le sang à cet état, d'où son passage dans l'urine. La suppression des aliments fournissant le sucre ruine cette théorie, qui repose d'ailleurs sur une erreur physiologique : ce n'est pas dans les poumons que se font les combustions organiques ; d'autre part, au lieu d'augmenter, comme cela devrait être, la proportion de glycose dans l'urine diminue à mesure que les lésions pulmonaires font des progrès chez les diabétiques ; — 3° la théorie hépatique (Cl. Bernard) n'implique aucune relation nécessaire entre l'état diabétique et l'alimentation : à l'état normal, le foie produit une certaine quantité de sucre aux dépens de la matière glycogène qu'il contient : ce sucre est à peu près complètement détruit dans le sang ; mais si cette glycogénie hépatique devient trop active, le sucre ne peut plus être détruit parce qu'il est trop abondant : alors la glycémie et la glycosurie sont constituées, et si cet état persiste, c'est le diabète avec toutes ses conséquences. C'est donc le foie qui est le foyer actif du diabète.

Aucune de ces théories ne satisfait pleinement le savant professeur. Pour lui, il considère le diabète comme un désordre nutritif, une dystrophie consistant dans la transformation sucrée des tissus à glycogène qui, étrangère à l'état physiologique, paraît être le résultat de la production d'un ferment dans le sang.

Nous verrons que les eaux minérales produisent d'excellents effets sur le diabète, surtout par leurs actions sur les voies digestives et en régularisant la nutrition, d'où découle un fonctionnement en général plus régulier de tout l'organisme.

C'est d'une façon analogue que Gubler expliquait la pathogénie du diabète ; à ses yeux, cette maladie dénotait une insuffisance d'emploi des matériaux de la nutrition d'une part, et des matériaux de combustion d'autre part. On s'expliquerait de la sorte les effets des inhalations d'oxygène. Les eaux minérales n'agissent pas autrement : elles rendent plus complètes nutrition et combustion.

Le rôle de l'oxygène inspira au Dʳ de Fleury, lui aussi occupant la chaire de thérapeutique à Bordeaux, sa théorie chimico-physiologique, dans laquelle, tout en admettant

que la cause générale du diabète est une lésion de nutrition
due à une perversion fonctionnelle des grands centres
nerveux sympathiques et pneumo-gastriques, perversion
en vertu de laquelle le sucre n'est plus suffisamment brûlé
dans le torrent circulatoire, il faut admettre aussi que
certaines conditions mauvaises de digestibilité nous con-
damnent à produire en excès la substance glycogène, ou
du moins les éléments nécessaires à sa formation. Encore
une théorie qui légitime l'action digestive des eaux alcalines, ou l'action tonique, remontante, régularisatrice, des
eaux a..tidiabétiques en général.

Le Dr Lecorché, dans son *Traité du diabète*, se montre
partisan convaincu des travaux et des idées de Claude Bernard. Il divise les théories du diabète en deux groupes :
1° celles qui regardent le sucre comme une substance étrangère à l'économie (Rollo, Pavy, Schiff, Zimmer, Seegen) ;
2° celles où, comme il le pense, le diabète n'est que l'exagération d'un fait physiologique. Et il décrit très longuement les théories qu'il appelle théories de l'*hypersécrétion*,
et les théories de l'*épargne*. Nous ne pouvons songer à
suivre l'auteur dans les développements si complets qu'il
donne à cette question : nous résumerons plus loin les
théories de la plupart des physiologistes ou des médecins
qu'il signale.

Nous en dirons autant de celles qu'a brillamment exposées le professeur Bouchard dans son beau livre sur *les
maladies par ralentissement de la nutrition*. A ce moment,
il en comptait lui-même au moins vingt-sept, se groupant
sous six conceptions principales : 1° celle des troubles
digestifs, que nous avons déjà vue, avec les noms de Rollo.
Bouchardat, Lancereaux, Cantani ; — 2° celle d'un obstacle
à la fixation du sucre alimentaire par le foie ; — 3° celle de
l'exagération permanente de la glycogénie hépatique, à
laquelle demeure attaché le grand nom de Claude Bernard ;
— 4° celle d'une production exagérée de sucre aux dépens
de la matière glycogène des muscles, qu'a proposée Zim-

mer ; — 5° celle d'un vice de désassimilation des tissus (Voit, Lecorché, Jaccoud), — et 6° enfin, celle qui repose, d'après les idées de Mialhe, de Reynoso, sur une insuffisante utilisation du sucre. On pourrait y ajouter les théories par défaut de fermentation du sucre, ou par défaut d'assimilation du sucre dans les tissus ; mais nous reviendrons sur tous ces systèmes, en les résumant plus loin. Après les avoir longuement examinés et discutés, Bouchard définit le diabète sucré : « une *maladie* générale *de la nutrition* (nous retrouverons ce terme dans une définition donnée devant la Société d'hydrologie, dès 1854, par un de ses membres, un maître qui fait autorité dans la matière), — maladie caractérisée primitivement et essentiellement par un défaut ou une insuffisance des actes de l'assimilation, et en particulier par un défaut de la consommation du sucre dans les éléments anatomiques. »

Il existe dans la littérature médicale d'autres ouvrages de valeur : — traités spéciaux sur le diabète, — traités généraux de pathologie où il est longuement étudié, — leçons cliniques, ou bien ouvrages de grande envergure comme celui du professeur Picot, *les Grands Processus morbides*, dans lesquels nous pourrions puiser tout à l'aise de quoi nous montrer érudits. Nous aimons mieux relever très brièvement les théories dont nous pourrons tirer profit pour notre sujet particulier, le traitement hydrologique du diabète. Nous ne nous arrêterons donc pas sur celles qui n'auraient aucun rapport avec le but de ce travail : tout au plus pourrons-nous en signaler les plus importantes, au courant de la plume.

1. La *théorie des troubles digestifs* nous a déjà fourni l'occasion de citer les noms et les idées de Rollo, de Bouchardat, etc. Nous rattacherons à cette classe les faits nombreux dans lesquels le pancréas a été trouvé malade, et à propos desquels le professeur Lancereaux a émis le sentiment que ces lésions pancréatiques différenciaient certains diabètes à forme grave et à marche rapide, auxquels

on a donné le nom distinctif de diabètes pancréatiques. L'énumération des travaux que nous aurions à citer ici, après ceux de Lancereaux, serait interminable ; nous y trouvons les écrits du professeur Lépine, de Lyon, de Klebs, de von Mering et Minkowski, — de MM. Paulow et Chabade en Russie, de MM. Chauveau et Kauffman, de Dominicis, de Renzi, de Rémond (de Metz), de MM. Arthus, Gley, Hédon et de beaucoup d'autres, qu'on nous pardonnera de ne pas mettre en longue file. Quant aux faits et aux théories exposés par tous ces auteurs, malgré leur nouveauté et l'attachant intérêt qu'ils présentent, basés qu'ils sont sur les expériences de physiologie les plus ingénieuses ou sur des observations cliniques fort rares, nous les passerons sous silence. La meilleure raison que nous ayons à en donner, c'est que tous ces détails, qui auraient ailleurs un grand intérêt, se rattachent à une forme spéciale de diabète, la forme dite grave ou maligne, au diabète malin, ou maigre, contre lesquels les médications les plus rationnelles et les plus actives n'échouent que trop souvent, et contre lesquels les eaux minérales seront ou se sont montrées tout aussi impuissantes. Nous n'insisterons point sur le diabète pancréatique, et nous dirons que, ce diabète spécial mis à part, les théories pathogéniques qui s'appuient sur l'existence de troubles digestifs se réduisent, soit à invoquer un mauvais fonctionnement de l'estomac, par action chimique ou nerveuse, que les eaux minérales peuvent parfaitement modifier, soit à rechercher une lésion du pancréas qui en elle-même est incurable avec les ressources actuelles de l'art, mais dont les troubles nerveux qui l'accompagnent pourront être favorablement impressionnés par des eaux minérales bien choisies et bien administrées.

2. Foster, Dickinson, Zimmer, puis Tscherinow et Seegen ont expliqué certains cas de diabète, habituellement légers, par *un obstacle à la fixation du sucre alimentaire par le foie.*

3. D'autres auteurs plus nombreux attribuent le diabète à *une exagération permanente de la glycogénie hépatique.* Cette théorie a été établie par Cl. Bernard, et si ce maître s'est appuyé sur elle pour expliquer certaines formes de diabète, il a eu soin de dire qu'on ne pouvait pas établir une théorie absolue s'appliquant à tous les cas. Nous nous sommes assez étendu plus haut au sujet de cette théorie pour que nous n'ayons pas à y revenir. Ce sont surtout des explications théoriques qui ont été mises en avant, des hypothèses nombreuses qui n'ont pas beaucoup fait avancer la question, mais qui toutes laissent voir nettement qu'il y a place pour les eaux minérales dans le traitement de toutes ces variétés de diabètes dits hépatiques.

A toutes ces théories, nous en ajouterons une qui a été développée avec beaucoup d'humour et de verve, par un jeune médecin d'avenir enlevé trop tôt à la science. Dans son livre sur le *Diabète sucré,* auquel il a donné ce sous-titre, « névrose assimilatrice du foie », le DʳG. Essbach, après bien des considérations ingénieuses et séduisantes, est arrivé à ces conclusions : que la glycosurie résulte de l'impuissance du foie dans l'élaboration complémentaire des sucres amenés de l'intestin ou qui proviennent de sa fonction glycogénique. En vertu de ce trouble fonctionnel, le sucre qui sort du foie n'a pas l'état moléculaire spécial qui permette sa destruction dans le sang, il n'est pas combustible. L'insuffisance d'activité de la fonction assimilatrice du foie, qu'Essbach appelle *diabétisation* du foie, est, à ses yeux, de cause centrale, et non pas liée nécessairement à des altérations locales, à des diabétisations partielles. C'est pendant leur passage dans le lobule hépatique que les divers sucres se transforment normalement en assimili-glucoses, destructibles et utilisables, ou bien que par le fait de la diabétisation des lobules du foie, ils traversent ceux-ci en s'y transformant en *diabétose,* qui s'élimine par l'urine.

4. D'après Zimmer, certains diabètes résulteraient d'une perversion de la glycogénie musculaire. Pour Pettenkofer

et Voit, le diabète tiendrait à un vice de la désassimilation des tissus, vice dont Huppert place le siège plus particulièrement aussi dans les muscles.

5. Dans un autre groupe se réunissent les théories qui se rapprochent peut-être le plus de la vérité, en attribuant le diabète à la non-utilisation du sucre normalement formé ou introduit dans l'économie. Celui-ci ne serait ni brûlé, ni détruit par la fermentation dans le sang, ni fixé par assimilation dans les tissus. La première théorie est celle de Mialhe, trop précisée lorsqu'il a dit que le sucre ne se brûlait pas par défaut d'alcalinité du sang. Erronée en ceci, elle a cependant conduit, par la force de la logique et des faits, à une des indications les plus utiles contre le diabète, l'emploi des alcalins et surtout des eaux minérales alcalines qui restent un des plus sûrs moyens de traitement de cette dyscrasie. Reynoso et après lui Dechambre avaient pensé que le sucre n'était pas suffisamment comburé chez les diabétiques, parce que la fonction respiratoire était entravée.

6. Bence-Jones et Schultzer ont expliqué le diabète par un défaut de fermentation du sucre, le premier supposant une altération de la matière fermentescible, le second l'absence même du ferment. C'est à l'absence de ferment dans le pancréas que le professeur Lépine a cru pouvoir attribuer le diabète pancréatique.

7. Nous avons donné l'explication du professeur Ch. Bouchard. A sa théorie s'était rangé son collègue Péter, qui considérait, à l'exemple de Cl. Bernard, le sucre comme un produit exclusif de la vie, comme un aliment de réserve, d'une utilité aussi considérable qu'absolue. On comprend toute la gravité pour le diabétique de sa perte quotidienne et abondante. Le dépérissement, et la tuberculisation qui en est la suite possible et fréquente, sont des résultats d'inanition par les voies digestives, d'un trouble de la nutrition, d'un ralentissement de cette nutrition, comme l'a expliqué Bouchard. C'est à cette théorie encore, de laquelle

se rapproche la manière de voir du professeur Lépine, que se rangerait plus volontiers le Dr Dujardin-Baumetz, tout en croyant que la théorie de Cl. Bernard, reprise par MM. Lecorché et A. Robin, et celle de Bouchard puissent être vraies, car, dit-il, le diabète n'est pas un, il est multiple. Pour lui, il croit à la nécessité des fonctions du foie pour le maintien de la glycosurie : il n'a jamais vu la glycosurie apparaître dans le cours d'une affection hépatique, tandis que, au contraire, les affections du foie intercurrentes, chez les diabétiques, tendent à faire disparaître le sucre des urines. La diathèse qui prédispose le plus au diabète étant la diathèse arthritique, l'administration des alcalins et des eaux alcalines sera toujours favorable, dit le médecin de Cochin, aux diabétiques.

8. Se rapprochant de cette théorie de la nutrition retardante, M. Arnaud de Saint-Gilles croit à l'existence d'une condition pathogénique générale : l'insuffisance, absolue ou relative, du pouvoir d'assimilation du sérum sanguin. Si cette insuffisance porte sur les hydrocarbures, il y a glycosurie ; si elle porte sur les corps gras, il y a obésité ; si c'est sur les albumines, il y a albuminurie, etc...

9. Enfin une autre conception a été portée devant l'Académie de médecine, il y a quelques années. En 1888, les professeurs G. Sée et A. Robin y soutinrent une doctrine, appuyée sur des chiffres et sur des réactions chimiques, qu'il était facile de vérifier, et la doctrine n'a pas été entamée. M. A. Robin a fait la preuve que chez certains diabétiques la désassimilation et l'oxydation azotée sont exagérées, tous les actes chimiques de la nutrition sont accrus sous l'influence d'une nutrition augmentée dans le système nerveux et dans le foie. Chez d'autres, au contraire, la nutrition fléchit, le système nerveux se fatigue ou s'épuise, l'urée diminue, le coefficient d'oxydation s'abaisse, le rapport de l'acide phosphorique à l'azote total tend à s'élever. Tous les diabètes ne sont donc pas les mêmes, et on comprend que ces notions soient d'une importance capitale pour le

traitement à opposer au diabète, et surtout pour la cure hydrobalnéaire à conseiller aux diabétiques. Nous verrons plus loin le parti qu'en a tiré un médecin distingué de Vichy, et nous passons maintenant à l'étude des explications fournies plus spécialement par les médecins hydrologues, au sujet de la pathogénie du diabète sucré.

En tête de ceux-ci, nous placerons le Dr M. Durand-Fardel, dont le professeur Brouardel faisait connaître le sentiment en 1862, dans ces termes : « Le sucre qui n'est pas éliminé par les urines pénètre les tissus et détermine un véritable état d'intoxication sucrée, auquel il faut rapporter la plupart des symptômes et des accidents du diabète, et définitivement la cachexie simple ou tuberculeuse ; le degré de la maladie n'est pas en rapport avec la quantité de sucre éliminé, mais avec la quantité du sucre retenu. Il en est ainsi de la diathèse urique et de la gravelle. » Ce parallèle est juste, dit à ce sujet l'agrégé d'alors, devenu professeur et doyen de la Faculté de Paris. C'est donc avec raison aussi que Durand-Fardel avait pu écrire, en 1862, dans un travail présenté à la Société d'hydrologie de Paris, et auquel nous avons fait allusion plus haut : « Le diabète, comme la gravelle et la goutte, dépendent chacun des principes qui président essentiellement *à la nutrition*, et leur caractère primordial est le *défaut d'assimilation* d'un de ces principes. » Mais cela ne constitue pas la maladie. Durand-Fardel a été frappé de l'identité de résultats qu'il obtient à Vichy, dans le traitement du diabète, de la diathèse urique et de la polysarcie, toutes trois, dit-il, *grandes maladies de la nutrition*, dont les eaux de Vichy tendent à régulariser les troubles survenus dans l'assimilation des principes nutritifs, azotés, graisseux ou féculents. Comme Bouchard et avant lui, le médecin de Vichy a donc classé le diabète dans les maladies de la nutrition.

Nous retrouverons cette opinion maintes fois affirmée dans les discussions de la Société d'hydrologie, à propos de travaux présentés par des membres de la Société, et dans

lesquels nous puiserons des renseignements généraux plus
en rapport avec le point de vue de notre étude, sur la nature
même du diabète et la valeur des traitements hydrologiques
qui lui sont opposés.

Dès le premier volume des *Annales de la Société d'hydrologie*, nous recueillons des données intéressantes à la fois
sur la théorie du diabète et sur son traitement. En 1852,
Mialhe est venu lui-même développer sa conception devant
cette Société savante, ce qui fournit l'occasion à d'autres
de ses collègues de développer la leur. En considération
du lieu où ces idées ont vu le jour, il nous parait bon de
les exposer ici avec quelques détails, d'autant plus que bon
nombre d'entre elles ne figurent pas dans les livres classiques sur le diabète que nous avons déjà analysés.

D'après Mialhe, le sucre ne peut pas se transformer dans
l'économie animale en matières ulmiques de désassimilation,
ni se combiner à l'oxygène sans l'intervention des carbonates alcalins. C'est parce que ces carbonates diminuent
dans le sang des diabétiques que la glycose apparait dans
leurs urines : il n'est pas décomposé dans l'économie. Le
diabète se rattache ainsi à un vice d'assimilation du sucre
par défaut d'alcalinité suffisante dans l'économie. Le sang
rendu alcalin par les *phosphates* ne décompose pas le
glycose, comme c'est le cas du sang des diabétiques resté
alcalin : il faut qu'il soit alcalinisé par les carbonates. Pour
Mialhe donc, le glycose ne peut s'unir à l'oxygène qu'après
avoir été décomposé par les *alcalis libres ou carbonatés*, en
acides ulmique, formique, etc. L'oxygène fourni également par le sang brûle ces produits. Si ces carbonates ou
alcalis et l'oxygène sont en quantité suffisante, le sucre se
détruit en entier; sinon, il n'est pas assimilé et est
rejeté par tous les appareils de sécrétion. Mialhe considère
donc le défaut d'alcalinité du sang chez les diabétiques
comme la principale cause de leur diabète.

Séduit par les bons résultats de la cure de Vichy, le
Dr Petit se déclara disposé à admettre l'explication de

M. Mialhe. Mais les cas rebelles, encore assez nombreux, qui résistent à l'alcalinité la plus élevée, comment les expliquer? — Ces cas se présentent avec les diabètes *anciens*, et Petit les expliquerait volontiers par une sorte d'habitude vicieuse contractée par les organes, parce que le foie finit par ne plus sécréter du sucre spontanément. Avec les boissons alcalines, l'oxygène est indispensable également pour détruire le sucre, et c'est ce qui fait que le succès du traitement de Vichy dépend, d'après Petit, de l'état de la poitrine et du fonctionnement plus ou moins régulier des poumons.

La théorie de Mialhe a été combattue, dès son apparition à la Société d'hydrologie, par M. Lecomte. La fonction glycogénique du foie est démontrée, disait ce médecin chimiste, et aussi la destruction du sucre dans cet organe et dans les poumons. Exposant longuement tous ces faits, sur lesquels nous n'avons nul besoin d'insister, M. Lecomte concluait que la théorie de Mialhe ne repose que sur des analogies éloignées, et que rien n'autorise celui-ci à admettre que la disparition du sucre soit due à l'accumulation de l'alcali dans le sang : les réactions de la chimie minérale ne sont ni comparables ni applicables à celles de la chimie organique ou vivante, comme l'ont prouvé certaines expériences de Pavy.

A cela Mialhe a répondu que cependant les alcalis, carbonatés ou libres, favorisent, comme il l'a prouvé, la réduction des sels de cuivre par la glycose. Il s'est donc cru autorisé à conclure que la présence des alcalis est indispensable pour la décomposition et l'oxygénation de la glycose dans l'économie animale.

A son tour, M. Fauconneau-Dufresne vint exposer son sentiment, d'après lequel le diabète dépendrait d'une exagération dans la sécrétion du sucre hépatique. Rappelant que le foie est spécialement chargé de la fabrication du sucre, et que cette sécrétion est intimement liée aux phénomènes généraux de la nutrition et de la vie, il déclara ne pas admettre, comme Mialhe le prétendait, que les eaux de Vichy agissent en rendant au sang ses propriétés alcalines ; cela est si vrai que beaucoup d'autres remèdes agissant différemment donnent de bons résultats contre le diabète (opium, fer, etc.).

M. Mialhe n'accepta pas l'explication de Fauconneau-Dufresne (sécrétion exagérée du sucre hépatique) pour la pathogénie du diabète, par ce fait seul, dit-il, que le sucre disparaît souvent des urines, grâce à l'abstention complète de matières amylacées et sucrées. Nous savons aujourd'hui que ce n'est là qu'un cas particulier de la pathogénie du diabète. Renouvelant l'exposé de sa théorie qui explique la destruction du glucose par l'action de l'oxygène en présence d'alcalis *libres ou carbonatés* dans le sang, il affirma qu'il faut au sucre : 1° des alcalins pour le rendre matière oxydable, 2° de l'oxygène pour opérer la combustion. Sans cela, le sucre est chassé de l'économie comme corps étranger et inutile. C'est par catalyse que s'opérerait la combustion du sucre dans l'économie : ces opinions de Mialhe ont été acceptées et professées par le Dr Lehman, dans son *Précis de chimie physiologique*.

Le Dr Alquié, dans la même séance de la Société d'hydrologie qui fournit à plusieurs l'occasion de s'expliquer, contesta que le foie pût être le siège du diabète, dont il attribuait plutôt l'origine aux reins.

Pour O. Reveil, certaines assertions chimiques de Mialhe étaient erronées, mais il reconnaissait que la glycose est plus facilement détruite en présence des alcalis. Il avait constaté que chez des femelles d'animaux sécrétant du sucre à l'époque de la gestation, l'ingestion d'alcalis sous forme de bicarbonate de soude ne faisait pas diminuer leur sucre. Médecin, il acceptait que le foie, comme l'a démontré Cl. Bernard, sécrète et forme du sucre.

Nous avons dit plus haut quelle était la croyance de M. Durand-Fardel à propos de la pathogénie du diabète. A l'occasion de la discussion que nous venons de résumer, il exprima nettement sa pensée. Après les travaux de Mialhe et de Bouchardat, après même ceux de Claude Bernard sur la fonction glycogénique du foie, il ne croyait pas résolu le problème de la pathogénie du diabète. Andral et de Crozant avaient signalé une hyperémie particulière, un état maladif du foie, comme caractère anatomo-pathologique du diabète : d'après Durand-Fardel, il n'en est rien. Il n'a vu, quant à lui, que quatre fois malades sur cent vingt-deux diabétiques. L'influence du système nerveux sur la production du diabète lui paraissait, à cette époque, beaucoup mieux établie. Pour lui, il considère le diabète, nous l'avons déjà dit, comme une des trois grandes maladies de la nutrition, comme une maladie à nutrition insuffisante, et l'on peut retrouver ce sentiment dans beaucoup d'autres de ses écrits.

Après ces communications à la Société d'hydrologie, il s'est passé de nombreuses années sans que la question du diabète reparaisse dans ses travaux ou dans ses discussions.

Le *Progrès médical* ayant publié, en 1878, un travail intéressant du Dr Cornillon *sur les rapports du diabète avec l'arthritis*, c'est-à-dire avec la goutte, la gravelle et le rhumatisme, le Dr Durand-Fardel n'accepta pas cette identité d'origine pathogénique entre ces divers états morbides. S'il est légitime de tenir compte de l'opinion de Marchal de Calvi pour tout ce qui concerne le diabète sucré, qu'il a étudié d'une manière remarquable, Durand-Fardel ne peut convenir avec lui que le diabète soit « la goutte dans le sang », pas plus qu'il ne convient avec le Dr Cornillon que ce même diabète soit une manifestation de la gravelle ou de la lithiase biliaire. Opposant aux faits présentés par ces médecins une analyse synthétique qui permet de mieux apprécier leur caractère, il arrive à déclarer que le diabète n'est pas une manifestation arthritique. On peut bien admettre un lien de parenté entre l'obésité, la diathèse urique et le diabète, mais on ne saurait attacher une idée de spécificité à l'idée d'action sur la nutrition, sur la combustion nutritive, qu'éveillent ces trois espèces morbides. Englober le diabète dans la diathèse urique, ce serait préjuger le rôle du foie dans le diabète ; il n'y a rien de commun d'ailleurs entre l'acide urique et le sucre, pas plus qu'entre les phénomènes qui en décèlent la présence. Lecorché admet que le diabète commun n'a rien à faire avec la goutte, et il est superflu d'insister sur les différences qui existent entre un goutteux et un diabétique. Si le diabète n'était qu'une des manifestations de la diathèse urique, ou de l'arthritis, une diététique commune ou au moins analogue conviendrait aux diabétiques et aux goutteux. C'est le contraire qui a lieu. Une grande distance sépare donc ces états morbides.

Cinq ans après, à propos d'une communication faite à la Société d'hydrologie de Paris par le Dr Debout d'Estrées, ayant pour but de démontrer que les eaux de Contrexeville peuvent être utilement employées contre le diabète, et que celui-ci n'est autre qu'une manifestation de la diathèse arthritique, M. Durand-Fardel a eu de nouveau à examiner cette dernière proposition. Bien que les questions relatives aux diathèses soient toujours environnées d'inconnues qui ne permettent guère d'y apporter des solutions précises, M. Durand-Fardel reconnait trois diathèses caractérisées par l'anomalie de l'assimilation des principes immédiats, ternaires et quaternaires : ce sont l'uricémie, le diabète, et l'obésité, toutes trois maladies à nutrition retardée, selon l'expression de Bouchard, ce caractère étant celui qui les rapproche le plus, avec la similitude d'action reconstituante qu'exercent sur elles la généralité des eaux minérales. Mais ces deux points ne sauraient suffire à établir l'origine commune du diabète et de la diathèse urique. Les observations présentées par M. Debout, comme celles recueillies par M. Durand-Fardel, montrent simplement que le diabète peut coïncider avec les manifestations typiques de l'uricémie, et pas autre chose. La présence de l'acide urique en excès dans le diabète a été depuis longtemps signalée comme un phénomène assez habituel. Pour Durand-Fardel donc, le diabète est une diathèse à part, une maladie spécialement produite par le ralentissement de la nutrition, une maladie propre de la nutrition, comme il l'écrivait en 1862. Ainsi se trouvent d'accord, à vingt ans de distance, le maître de l'hydrologie et le professeur de l'École, pour définir l'essence propre, la nature du diabète.

Le D' F. Garrigou, professeur d'hydrologie à Toulouse, fait jouer au système nerveux un rôle prépondérant dans la pathogénie du diabète. C'est dans ce système de la vie organique, dirigé en cette circonstance par le système nerveux de la vie de relation, qu'il faut, d'après lui, chercher les modifications provocatrices de la glycosurie. Le système nerveux, le premier influencé par les émotions morales, par les perturbations de toute sorte, par des à-coups répétés, est le premier mis en jeu. Il fait subir la piqûre d'aiguille au quatrième ventricule. De son déséquilibrement naissent les dérangements dans les fonctions, d'après les idiosyncrasies de chacun, d'où l'apparition des symptômes pathologiques, puis des désordres anatomiques succédant aux troubles fonctionnels. Et ce qui prouve l'exactitude de cette manière de voir, c'est qu'en rétablissant l'équilibre et le calme par des traitements thermaux appropriés, dès le début de la glycosurie, on enraie le mal et on peut même l'arrêter pour toujours.

En 1890, le D' H. Sénac, de Vichy, a publié ses *Études de pratique médicale sur le diabète sucré*, lesquelles rentrent dans la série d'études qu'il a entreprises sur la diathèse congestive et ses différentes manifestations. Il range le diabète sucré au nombre de ces manifestations de la diathèse congestive arrivée à un certain degré, soit chez l'individu, soit dans sa race. Malgré tout l'intérêt que présenterait l'exposé des idées personnelles du distingué praticien, qu'il a développées avec une grande érudition, en donnant l'histoire complète du diabète, nous devons nous en tenir là, et aborder maintenant la question fondamentale de ce travail, celle à laquelle il nous faut répondre, le traitement hydrologique du diabète considéré comparativement dans les diverses stations où il est mis en pratique.

Nous aurions dû peut-être encore exposer ici les opinions de quelques autres médecins d'eaux qui ont écrit sur le diabète; mais ces considérations seront autant à leur place, croyons-nous, quand nous nous occuperons de ces écrits au sujet du traitement du diabète par les eaux minérales.

DEUXIÈME PARTIE

TRAITEMENT HYDROLOGIQUE DU DIABÈTE SUCRÉ

ÉTUDE COMPARATIVE

Considérations générales.

Chronologiquement et par ordre d'importance, les eaux minérales qui tiennent la première place dans le traitement du diabète sont, sans contredit, les eaux alcalines, long-temps représentées par les seules eaux de Vichy, à côté desquelles se placent les eaux de Vals que Bouchardat conseillait volontiers concurremment avec son régime anti-diabétique, et les eaux du Boulou qui, par leur composition et leurs effets, méritent le nom de Vichy du Midi. Ce sont là les trois principales stations françaises qui, au début, ont concentré en elles le traitement du diabète sucré.

A l'étranger, Carlsbad a gardé, pendant de longues années, le privilège de traiter les diabétiques.

Peu à peu ce traitement s'est étendu à d'autres stations, et aujourd'hui, en France, toutes sortes d'eaux minérales sont utilisées contre le diabète, tandis que, dans les pays voisins, les eaux bicarbonatées, sodiques ou calciques, ont à peu près seules réclamé l'avantage de guérir ou d'améliorer les glycosuriques.

Après les eaux alcalines françaises, à côté desquelles nous placerons leurs émules d'Autriche et d'Allemagne (Carlsbad, Ems, etc.), nous étudierons les autres eaux de notre pays, les groupant d'après leur composition chimique et les faisant passer d'après leur importance thérapeutique. Nous examinerons ainsi les eaux que nous avons déjà nommées, puis les eaux bicarbonatées calciques, qui s'en rapprochent le plus, Pougues, Contrexeville, puis les eaux sulfatées de Capvern et leurs similaires, après lesquelles nous envisagerons les eaux très peu minéralisées d'Evian, et les eaux ferrugineuses, dont le rôle est cependant loin d'être inactif. Nous passerons ensuite aux eaux arsenicales, lithinées et chlorurées d'Auvergne le Mont-Dore, la Bourboule. Royat , qui nous fourniront l'occasion d'un parallèle avec l'eau lithinée, arsenicale, artificielle, du Dr Martineau. Nous viendrons après cela aux eaux chlorurées sodiques, disséminées dans toutes les régions, et, avec Uriage, nous trouverons une transition naturelle pour arriver aux eaux sulfureuses et finir par ces dernières venues dans la cure du diabète.

Quant aux autres eaux étrangères, nous les étudierons par pays. nous en tenant toutefois à nos voisines, de façon à faire connaitre chacune d'elles, le mieux possible, au point de vue qui nous occupe.

Avant d'envisager séparément chacune des eaux minérales dont l'usage a été préconisé contre le diabète, il nous parait bon de rassembler ici les jugements et les préceptes que les médecins, maitres ou spécialistes, dont le nom fait autorité en la matière, ont portés sur la cure hydrologique du diabète considérée au point de vue général.

Les auteurs du *Dictionnaire des eaux minérales*, M. Durand-Fardel dans ses *Lettres médicales sur Vichy*, ou dans son *Traité thérapeutique des eaux minérales*, prônent surtout Vichy et Carlsbad. Ces deux derniers ouvrages signalent en outre les cas heureux, communiqués pour la plupart à la

Société d'hydrologie de Paris, observés par les Drs Niepce à Allevard, Le Bret à Balaruc, Regnault à Bourbon-l'Archambault. D'après le Dr Helfft, Pyrmont et Carlsbad sont employés avec avantage. Les Drs Cans et Seegen ont cité de nombreux cas soignés avec profit dans cette dernière station, dont ils disent à peu près ce que Durand-Fardel dit de Vichy.

Mais où nous trouvons l'opinion de ce maître de l'hydrologie nettement exprimée, en termes assez sobres pour que nous croyions pouvoir les citer presque en entier, c'est dans son *rapport* présenté à la Société d'hydrologie de Paris, en 1872, *sur les eaux minérales de la France mises en regard des eaux minérales de l'Allemagne.* « Le traitement thermal du diabète, écrit M. Durand-Fardel, paraît se circonscrire dans deux indications distinctes : 1° faciliter la transformation des principes sucrés et féculents dans l'économie, ... 2° reconstituer l'organisme... Bien que des eaux minérales différentes paraissent répondre à cette double indication, il est impossible d'établir une démarcation absolue dans leur mode d'action, relativement à l'une et à l'autre. En effet, les eaux qui semblent agir le plus directement sur les phénomènes glycosuriques sont également douées d'une action reconstituante effective ; et quant à celles dont l'action est essentiellement reconstituante, on ne saurait leur refuser toute action sur la glycosurie. » En s'en tenant, dans son exposé, aux résultats cliniques connus, sans vouloir préjuger de ce que pourra fournir une expérience ultérieure, le savant rapporteur concluait que « les eaux bicarbonatées sodiques, les eaux sulfurées sodiques actives, les chlorurées fortes, et les bains de mer peuvent également rendre des services dans le diabète ».

Devant cette même Société d'hydrologie, en 1856, Fauconneau-Dufresne, qui admettait que le diabète dépend d'une sécrétion exagérée du sucre formé dans le foie, avait déjà reconnu que les alcalins et les eaux de Vichy procurent du soulagement aux diabétiques, et font même souvent disparaître le sucre des urines. Mais le sucre revenant de nouveau, plus ou moins promptement après la cure alcaline, il ne considérait pas, pas plus d'ailleurs que Durand-Fardel, Petit et d'autres, les eaux de Vichy comme une médication spécifique du diabète. Leur action ne lui semblait être qu'une surprise, qu'un arrêt dans l'acte de sécrétion morbide du foie, et sous ce rapport, on pourrait supposer, disait-il, qu'un diabétique, au lieu de retourner à Vichy une seconde année, devrait plutôt se rendre aux eaux de Bagnères-de-Luchon ou à d'autres analogues, par exemple, les alterner les unes avec les autres, et après chaque saison de ces eaux, il lui serait bon d'aller aux bains de mer. L'action perturbatrice se trouverait de cette manière plus complète et plus énergique.

Partisan convaincu de la non-spécificité d'une classe particulière d'eaux minérales dans la cure du diabète, parce que celui-ci revêt bien des modalités différentes, nous sommes heureux de pouvoir citer, dès les premières pages de ce travail, l'opinion de deux maîtres qui pensent, comme nous allons chercher à l'établir, que bien des sortes d'eaux peuvent être utiles contre ce mal.

Le professeur Bouchardat insistait sur l'utilité des eaux alcalines dans le traitement des diabétiques. Il recommandait les eaux de Vals, du Boulou, de Vichy, et aussi celles de Saint-Léger de Pougues, comme on peut le voir dans les divers travaux insérés dans ses formulaires annuels de thérapeutique.

Trousseau, dans sa clinique de l'Hôtel-Dieu, indiquait les eaux minérales naturelles de Vichy, de Pougues, etc., comme remplaçant avantageusement les carbonates de chaux, de soude, etc., grâce aux principes alcalins qu'elles contiennent en quantité plus ou moins considérable.

Le professeur Hardy mettait en première ligne pour la cure du diabète les eaux de Carlsbad ; puis celles de Vichy et celles de Pougues : il considérait même ces dernières comme plus toniques en raison du fer et du carbonate de chaux qu'elles renferment.

C'est ce qu'ont rappelé d'autres écrivains, après le médecin de la Charité, en parlant du diabète. Tels sont Bouchut, Gourraud, qui ont insisté sur les propriétés eupeptiques, toniques et reconstituantes de ces diverses eaux.

Lécorché, dans son savant *Traité du diabète*, n'hésite pas à admettre l'utilité des eaux minérales, et en particulier de celles de Vichy, Carlsbad, la Bourboule, etc..., qui, dit-il, font, à n'en pas douter, disparaître tous les symptômes de l'intoxication sucrée : mais il est rare que cette action persiste longtemps après la cessation de la cure.

Pour le professeur Bouchard, les eaux alcalines de Vichy, de Vals, de Carlsbad remplissent l'indication signalée par Mialhe de brûler les acides organiques ; parmi ces eaux, on a remarqué que les plus efficaces sont les eaux chaudes, le Sprudel de Carlsbad, la Grande-Grille de Vichy.

D'après le professeur Picot, c'est surtout aux eaux minérales qu'il faut adresser les diabétiques : Vichy, Vals, Carlsbad sont les principales à conseiller, surtout dans la glycosurie permanente, sans azoturie, mais il ne faut pas en faire un usage constant.

Dans une leçon clinique sur le diabète, qu'il donna en 1891, le regretté professeur Péter déclara que, comme médicament, la première place revient aux alcalins qui représentent une médication très efficace, dans laquelle les eaux minérales naturelles alcalines doivent être employées de préférence.

Dans des communications importantes à l'Académie de médecine, comme dans de savantes leçons, le professeur G. Sée a eu maintes fois à faire connaître son opinion sur la valeur des eaux alcalines contre le diabète ; elle corrobore celle de ses collègues de l'école, et de tous les praticiens. Comme eux, il les recommande surtout quand le diabétique est obèse, ce qui se présente assez fréquemment.

Le professeur Jaccoud a plus exprimé sa manière de voir dans ses leçons cliniques que dans son magistral article du *Dictionnaire de Médecine* qui porte son nom. Il disait en 1885 : « Il est un ordre de traitement du diabète que je placerai avant les médicaments parce qu'il est plus puissant : ce sont les cures thermales. Lorsqu'on doit être sévère pour le régime, si vous faites intervenir une fois par an, et *a fortiori* deux fois, une cure thermale bien appropriée, la guérison sera la règle. Les eaux applicables aux diabétiques forment une échelle dont il faut bien connaître les degrés afin de les respecter. »

L'érudit clinicien thérapeute de l'hôpital Cochin, le Dr Dujardin-Baumetz, déclarait de son côté que ce sont toujours les eaux alcalines, carbonatées sodiques, et les eaux arsenicales qui occupent le premier rang dans le traitement du diabète. Elles s'imposent soit à l'état d'eaux thermales, soit à l'état d'eaux transportées, et, dans ce dernier cas, elles deviennent l'eau de table des diabétiques. Bicarbonatées sodiques et eaux arsenicales se disputent la priorité. C'est Vichy, le Boulou, la Bourboule, Saint-Nectaire, Miers, en France, qui occupent le premier rang, et Carlsbad en Allemagne.

Le Dr E. Monin, dans son *Mémoire sur le traitement du diabète*, qui a été couronné par la Société de médecine d'Anvers, a écrit que les eaux minérales, « ces médicaments animés et vivants », comme les appelait Pidoux, expulsent souvent de l'organisme les maladies chroniques constitutionnelles rebelles à la thérapeutique ordinaire : cette puissance d'action se révèle surtout dans le diabète. Quand il tient manifestement de la diathèse uricémique, le diabète, on peut le dire, guérit à Vichy, à Carlsbad, et, ajouterons-nous, également ailleurs.

Il a paru, en 1892, un important *Traité pratique des eaux minérales*, dont l'auteur, le Dr Mœller, de Bruxelles, reconnaît que, s'il n'est pas en état de se prononcer sur le mode d'action des alcalins dans le diabète, ils agissent du moins dans un sens curatif, bien qu'ils soient le plus souvent impuissants à atteindre le terme de leur action, une véritable guérison. « C'est donc, dit-il, aux eaux alcalines qu'il faut s'adresser de préférence pour le traitement du diabète. Nous pouvons placer en toute première ligne les eaux de Vichy et de Vals en France, celles de Carlsbad et de Neuenhar en Allemagne. »

Dans son livre récent qui est jusqu'à ce jour le plus complet paru sur la *Thérapeutique du diabète sucré*, le Dʳ L. Dreyfus-Brisac, après avoir, en tête de la quatrième partie consacrée aux eaux minérales, déclaré que le diabète est un des états morbides où le traitement hydro-minéral se montre le plus efficace, convient que l'emploi des eaux qui se partagent la clientèle des diabétiques, comme Vichy et Carlsbad, amène constamment une atténuation de certains phénomènes, et que, quelque opinion qu'on se fasse sur le mode d'action des eaux alcalines, l'expérience de tous les jours démontre qu'elles exercent sur l'évolution du diabète, surtout arthritique, une influence bienfaisante, bien supérieure à celle de tous les agents pharmaceutiques.

Conformément aux résultats de ses patientes recherches lui démontrant qu'il y a, chez les diabétiques, une exagération de tous les actes chimiques de la nutrition générale, et en outre une suractivité spéciale de certains organes, au premier rang desquels figurent le foie et le système nerveux, le Dʳ A. Robin conseille, dans la cure du diabète, les eaux minérales qui exercent une action retardante sur les actes chimiques de la vie organique et sur l'activité hépatique, soit directement, soit par l'intermédiaire d'une action primitive et plus profonde sur la nutrition du système nerveux. En revanche, il écarte de l'hydriatique du diabète toutes les eaux qui accélèrent la dénutrition ou les mutations organiques, ainsi que celles qui augmentent les oxydations.

Nous ne pousserons pas plus loin la démonstration de la valeur des eaux minérales dans la cure du diabète, et nous abordons l'étude des principales d'entre elles au point de vue que nous avons à traiter.

Eaux alcalines.

Vichy.

Un des premiers livres, sinon le premier écrit sur Vichy, où il soit parlé du traitement du diabète, est celui du Dʳ Ch. Petit, paru en 1850, sur le *Mode d'action des eaux minérales de Vichy et leurs applications thérapeutiques*. L'auteur y expose l'état de la question à ce moment. Il a observé d'excellents effets, chez les diabétiques, des eaux alcalines de Vichy, conseillées, on le sait, par Mialhe. ce qui vient à l'appui de l'opinion de ce savant chimiste. Mais Petit conservait des doutes sur la rigoureuse exactitude de sa théorie, car, en alcalinisant fortement les diabétiques, le sucre ne cesse pas immédiatement de se produire. ce qui devrait avoir lieu, ce semble, si la théorie était vraie. Il a donné longuement onze observations de diabétiques soignés par lui à Vichy, sans oser en rien conclure, sinon que les eaux de Vichy ont exercé une puissante et salutaire action, quelles que soient la nature du diabète et la théorie adoptée pour l'expliquer. Il a vu que le diabète, en général facile à arrêter dans son principe, résiste d'autant plus à l'action du traitement que le mal est plus ancien ; si l'on attend trop, celui-ci ne cède plus à aucun remède. Les rechutes sont faciles. Le traitement doit donc être continué longtemps après que les symptômes ont disparu. Comme moyen de traitement. Petit employait la boisson, à la dose de six à huit verres de cent vingt grammes, un bain chaque jour, et un régime spécial établi sur les données de Bouchardat.

Le livre du Dʳ Ch. Petit donne déjà une idée de ce que valent les eaux de Vichy dans le diabète. Cette valeur fut mise plus en évidence. en 1859. par le Dʳ Chopart qui écrivit un travail fort complet pour l'époque, le premier en date qui ait été publié spécialement sur le traitement du

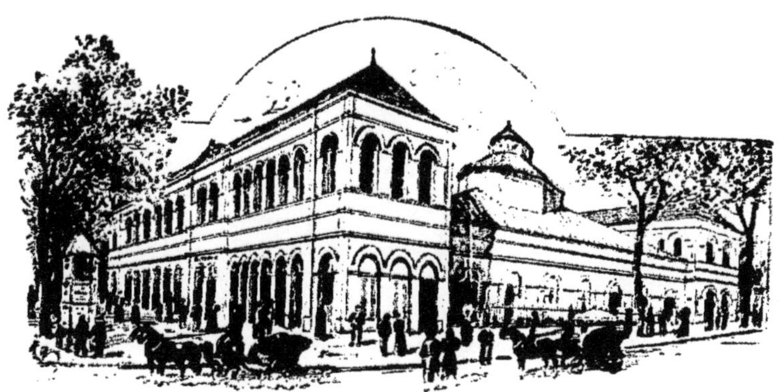

Établissement thermal de Vichy.

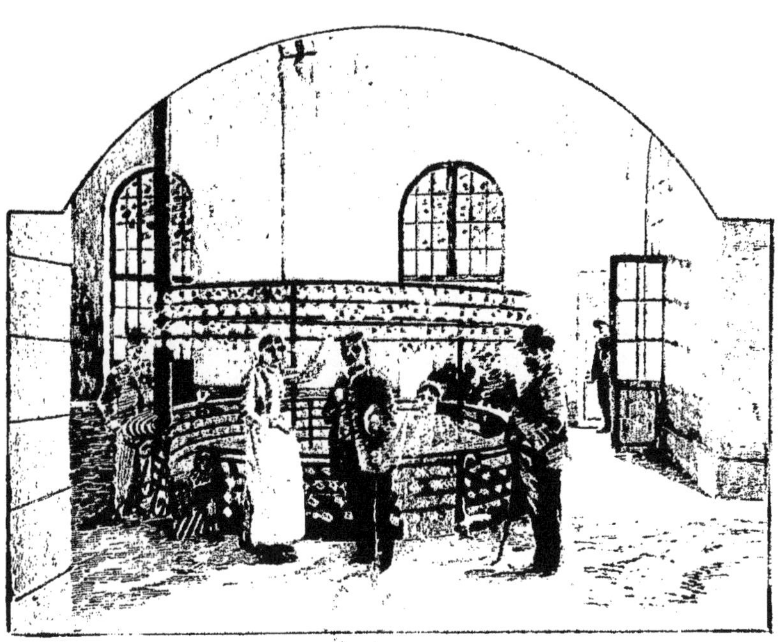

Buvette de la Grande-Grille.

diabète par les eaux de Vichy, s'il faut en croire la bibliographie de la station donnée par le Dr Grellety. L'auteur y expose l'anatomie et les fonctions du foie, et toute l'histoire pathologique du diabète. Nous ne retiendrons de ce petit livre que certaines particularités originales du chapitre consacré à l'action des eaux de Vichy. Pour le D'ʲChopart, ces eaux agissent aussi bien d'une façon ʲgénérale que locale, non pas tant au point de vue chimique comme corps alcalins que surtout au point de vue physiologique, pour modifier, *in loco*, la constitution du sucreʲfabriqué dans les cellules hépatiques, aux dépens du principeʲ glycogène. D'après lui, le traitement de Vichy doit toujours être considéré comme le point capital de la cure du diabète, mais à la condition d'être fait aux sources mêmes. « Vichy est à Vichy, et non ailleurs. » Son premier effet est de diminuer la proportion de sucre contenue dans l'urine : souvent le diabète cesse d'une façon absolue, ou du moins il ne se reproduit qu'après un temps assez long. Chopart s'élève contre la déplorable habitude qu'ont les malades de vouloir abréger le temps de la cure. Parmi les moyens dirigés, à Vichy, contre le diabète, boisson, bains, douches, etc..., il regrette de ne pas voir figurer les bains de vapeurs minérales et les bains sulfureux qui, dit-il, devraient pouvoir, dans une multitude de cas, être alternés ou combinés avec le traitement de Vichy. Il croyait donc à l'utilité des sulfureux contre le diabète !

A l'époque où il écrivait, Vichy comptait d'autres médecins de valeur, tels que Barthez, Prunelle, Willemin ; parmi eux commençait à se distinguer le Dr M. Durand-Fardel, dont la citation aura à revenir bien souvent sous notre plume au cours de ce travail.

Tous ces noms, nous allons les retrouver dans une *Etude critique des diverses médications employées contre le diabète sucré*, étude de haute envergure, où sont réunies, de main de maître, toutes les données relatives à la médication de Vichy et à celle de Carlsbad, alors les seules opposées à ce mal ; c'est la thèse de concours d'agrégation du professeur P. Brouardel, présentée à la Faculté de Paris, en 1862, et à laquelle, ne pouvant mieux dire, nous empruntons sans compter les détails qui vont suivre. Après l'exposé complet de la cure antidiabétique thermale qu'a fait le nouvel agrégé, nous trouvons, même aujourd'hui, peu de faits nouveaux à ajouter à ceux que nous condensons ici.

L'expérience médicale a montré que les alcalins ont une influence réelle sur le diabète. Les expériences physiologiques n'ont pas fait voir leur mode d'action, et il est à regretter que les médecins de Vichy n'aient pas expérimenté sérieusement les effets des alcalins chez les animaux. La médication alcaline thermale, à elle seule, améliore l'état général, mais sans produire des effets spéciaux de localisation ou d'élimination, comme on les voit avec les eaux sulfureuses ou arsenicales.

Les résultats de cette médication sont difficiles à apprécier parce que les causes de l'amélioration sont multiples : eaux, climat, changement d'habitudes, etc. Quelle que soit la station où il se rende, souvent le malade éprouve les mêmes effets. Ceux-ci, amélioration générale, diminution du sucre dans les urines, se font sentir dès la première ou la seconde semaine, quelquefois même dès le second jour ; et ils persistent sous la seule action chimique de l'eau pendant tout le traitement. L'urine diminue de volume, elle s'alcalinise et se colore par l'élimination des principes introduits avec l'eau minérale. Mais on n'observe guère d'action sur l'albumine qui parfois accompagne le diabète ; celle-ci reste stationnaire.

La soif et la sécheresse de la bouche se modifient, la miction se fait plus rare, le sommeil revient, les digestions se régularisent, l'appétit renaît et le moral se relève.

L'action du traitement thermal sur la peau est à noter : la sécheresse et la rudesse cutanées disparaissent, les fonctions se rétablissent lentement, et rarement les sueurs exagérées reviennent.

La sécrétion intestinale étant moindre chez le diabétique, il y a chez lui de la constipation opiniâtre ; l'eau de Vichy la modifie, et les douches ascendantes aident la lenteur de son action, s'il y a lieu.

Les forces musculaires et l'état général se relèvent parallèlement ; le bien-être s'accuse.

Le sucre excrété diminue, lors même que les malades, soumis chez eux à un régime diététique approprié, et à l'usage du bicarbonate de soude, l'avaient vu rester stationnaire, ou bien qu'ils étaient, à Vichy, dans des conditions de régime moins favorables.

Pour prouver les effets de la cure de Vichy sur le diabète, P. Brouardel publie un tableau dû au D\u1d9c Durand-Fardel, montrant que sur 39 malades, beaucoup ont vu leur sucre disparaître, ou à peu près ; — d'autres en conservaient 10 à 12 grammes au départ ; — huit en avaient encore de 25 à 50 grammes après quinze à quarante jours de cure.

Le traitement thermal se composait de bains minéraux à 34° c., de douches chaudes variant de 34° à 40° c., et de boisson minérale. La gymnastique, combinée avec l'hydrothérapie, avait quelquefois été jointe aux moyens thermaux.

D'après les D\u1d9c M. Durand-Fardel et Sénac, il n'y aurait point, à Vichy, de source spécialement affectée au diabète. Les indications des sources chaudes (Grande-Grille, — tièdes (Hôpital), — froides (Célestins), — ferrugineuses (Mesdames et Lardy), dépendent de l'état des voies digestives et de la constitution générale des sujets.

Le traitement devrait durer au moins un mois. Deux saisons seraient même plus profitables, par exemple en mai d'abord, et en septembre ensuite.

Il faut quelquefois surveiller les diabétiques au point de vue des quantités de boisson ; ils ne doivent pas boire plus de quatre à six verres (de 120 gr.) par jour, c'est-à-dire plus de 500 à 900 gr. d'eau.

Quelquefois le sucre reparait dans l'urine, de suite après la cure de Vichy, ou il se relève s'il avait été simplement diminué, quoique l'amélioration générale se maintienne. Le bénéfice obtenu peut au contraire se conserver le plus souvent pendant des périodes assez longues.

Vichy est très utile surtout aux diabétiques obèses. Il l'est moins aux diabétiques maigres et névropathiques ; chez ceux-ci, on obtient moins facilement une diminution du sucre.

Chez les diabétiques goutteux ou graveleux, Vichy convient très bien. Il convient moins aux individus affaiblis par des hémorrhagies, des diarrhées, par des fièvres paludéennes, par des cachexies des pays chauds. Il ne réussit pas dans les cas d'épuisement nerveux.

Durand-Fardel trouve formellement les eaux de Vichy contre-indiquées dans la moindre prédisposition à la phtisie pulmonaire. Chez les diabétiques qui ont de la fièvre, peu d'appetit, des accidents névropathiques, elles ne réussissent guère. Les névropathes ont quelquefois, avec leur diabète, de l'affaiblissement paralytique des membres ; ils sont généralement maigres, et s'ils sont jeunes, très excitables. Vichy ne leur convient pas, ou ne leur donne pas de résultats. Ils supportent mal les eaux, éprouvent des secousses pénibles, ont des hauts et des bas difficiles à expliquer ; chez eux le sucre urinaire peut diminuer, mais l'état général reste toujours mauvais.

Les diabétiques n'ont pas à redouter de Vichy les mêmes accidents que les goutteux, ce qui leur permet de prolonger le traitement. La saturation, que le Dr P. Brouardel appelle la *suffisance*, peut se présenter chez eux aussi, et s'annoncer par de la courbature, de l'affaiblissement musculaire la perte de l'appétit.

Deux ou trois mois après la cure, le sucre reparait chez presque tous les diabétiques, parfois sans doute sous l'influence de quelque écart de régime.

Les malades, à Vichy même, abusent parfois des doses de

boisson, ou d'un trop long séjour ; il peut en résulter des accidents qu'on impute à tort à l'eau minérale.

L'action du traitement de Vichy se réduit à une excitation sur les divers appareils de l'organisme et sur l'ensemble de l'économie ; excitation tantôt physiologique, tantôt révulsive, qui quelquefois est un moyen perturbateur des plus funestes.

La saturation alcaline se présente chez quelques sujets pendant la cure ; il y a de l'insomnie, des malaises généraux, des troubles digestifs, qui obligent à suspendre ou à cesser le traitement.

Barthez et Petit cherchaient au contraire à produire cette saturation, en faisant absorber le plus possible de bi-carbonate de soude pour neutraliser les acides, et par suite ils forçaient les doses d'eau administrées à leurs malades. Barthez faisait examiner tous les matins la réaction de leurs urines, par des papiers réactifs. — ce qui avait valu à sa méthode le nom malicieux de médecine des petits papiers. — et il jugeait par là de la dose d'eau nécessaire. Dans ces conditions, comme dit le Dr Brouardel, le mal et le malade ne sont plus rien, l'urine est tout. C'était là une erreur regrettable. Le médecin s'annihile et les malades ne se guident plus que sur les réactions constatées. Le Dr Blondeau avait déjà fortement critiqué, en 1851, cette façon de faire, pratique étrange et conséquence exagérée du principe de la neutralisation nécessaire de l'acide urique chez les goutteux, ou de l'acidité des humeurs chez les glycosuriques.

Le Dr Petit n'allait pas si loin ; mais il donnait des doses énormes d'eau, et un bain par jour ; de 5 à 6 verres, il arrivait à 20 ou 25 verres, pris soit à jeun, soit aux repas. Le grand danger de ce procédé était de produire la cachexie alcaline.

Depuis lors, ces abus ont cessé. Les médecins de Vichy admettent que leurs eaux ont une action excitante, comme toutes les eaux minérales, laquelle parfois est même exagérée, surtout dans les cas de tuberculose, où l'on a à craindre des hémorrhagies.

D'après le Dr Durand-Fardel, qui a manifesté ce sentiment dans le *Bulletin de thérapeutique*, dès 1854, « il ne faut pas voir dans les eaux de Vichy une médication chimique, spécifique du diabète, puisque par d'autres médications, de nature différente, on peut obtenir des effets thérapeutiques analogues, et parfois aussi prononcés, bien qu'aucune n'approche de celle de Vichy pour la sûreté et la régularité de ses résultats chez la grande majorité des malades. Il faut remarquer surtout qu'une telle médication, agissant dans le sens de la théorie de la médication alcaline, devrait posséder quelques vertus curatives, dans les cas légers au moins ; tandis qu'elle ne nous montre qu'une action purement palliative, fort supérieure par le degré qu'elle atteint, mais fort semblable par la marche et la physionomie qu'elle affecte, à la médication purement diabétique. »

Le professeur P. Brouardel conclut que dans le diabète, les eaux de Vichy, les alcalins *intus et extra* sont nettement indiqués, et que leur emploi répond à toutes les théories de l'état diabétique : diabète gastrique de Bouchardat, — diminution de l'alcalinité du sang (Mialhe), — insuffisance de l'oxygénation (Alvaro Reynoso), — diabète hépatique, de Cl. Bernard et Pavy, — maladie générale, de Jaccoud, etc...

Avant lui, les auteurs du *Dictionnaire des eaux minérales* avaient formulé ainsi le résultat de leur expérience et leur jugement sur l'action des eaux de Vichy dans le diabète : « Nous avons rencontré un grand nombre de fois des diabétiques qui, s'étant maintenus dans un état tolérable, grâce à la régularité du régime et à la bonne entente des soins hygiéniques et thérapeutiques, ne retrouvaient que dans la répétition annuelle du traitement de Vichy un certain degré de force, d'appétit, d'activité musculaire, cérébrale et génésique, que le reste de leur traitement était impuissant à leur procurer. Mais nous devons déclarer que nous ne connaissons pas un seul fait de diabète bien carac-

térisé, ayant duré un certain temps et ayant guéri radicalement sous l'influence des eaux de Vichy.

« En résumé, les eaux de Vichy n'offrent au diabète qu'un.
traitement palliatif, mais qui s'adresse très directement aux
caractères les plus essentiels de la maladie, et qui vient secon-
der à un très haut degré les ressources imparfaites que
l'hygiène et la thérapeutique peuvent lui fournir. Cette action
des eaux de Vichy, si incomplète qu'elle soit, est cependant
assez formelle pour que l'on place leur usage parmi les
indications les plus constantes du traitement du diabète. »

Après le long résumé que nous avons donné de l'*Étude*
du professeur Brouardel, dont les éléments lui avaient été
fournis, en ce qui touchait les eaux de Vichy, par les médecins de Vichy même, et plus particulièrement par le Dr Durand-Fardel, il n'y aurait plus grand intérêt à rappeler ce
qu'a écrit ce maître de l'hydrologie à propos du traitement
hydrobalnéaire du diabète. soit dans ses *Lettres médicales
sur Vichy* (1860), soit dans son *Traité thérapeutique des
eaux minérales* (1862), dont nous avons transcrit plus haut
la substance. Nous utiliserons ces données dans une autre
partie de ce travail.

Nous ne pouvons songer davantage à nous étendre sur
tous les ouvrages particuliers qui sont sortis, depuis lors.
de la plume féconde des médecins de Vichy, et où il est parlé
du diabète.

Nous donnerons du moins une mention méritée aux
Recherches cliniques sur le diabète, du Dr J. Barudel, qui
constituent une excellente monographie, très bien ordonnée
et fournie de nombreuses observations ; les préceptes de la
médication thermale et les effets du traitement de Vichy
y sont surtout nettement exposés.

Nous signalerons de même la *Nouvelle théorie du diabète*,
du Dr Barbier, le magistral *Traité du diabète*, du Dr Durand-
Fardel, dont le nom seul suffit à dire la valeur, les travaux
des Drs Aurillac, Cornillon, Sénac, Cyr, Souligoux, où sont
décrits avec un talent toujours varié les procédés et les effets

de la médication thermale à Vichy. Nombreux seraient les articles de journaux traitant de la matière et signés de médecins vichyssois des plus honorablement connus et estimés, tels que les Drs Cyr, Grellety, Brétet, Audhoui et autres.

Nous voulons cependant donner une mention spéciale à un article publié en 1858, dans la *Revue d'hydrologie médicale française et étrangère*, par le Dr Willemin, dont le nom est si honorablement connu. Dans cet article, où il étudie l'action des eaux de Vichy dans le diabète, le savant médecin établit une distinction entre la glycosurie et le diabète confirmé. Il déclare que contre la glycosurie passagère les eaux de Vichy réussissent avec une extrême rapidité ; — contre le diabète confirmé, leur action est encore évidente, mais il faut en même temps retrancher de l'alimentation les substances qui entretiennent la production anormale de la glycose. Le traitement par les eaux de Vichy est plutôt palliatif que curatif, surtout quand la maladie est ancienne. Enfin, ajoute t-il, cette médication est contre-indiquée à la dernière période du diabète, surtout lorsqu'il existe de la fièvre, une fonte tuberculeuse des poumons, ou une irritation gastro-intestinale aiguë. Ce sont là des contre-indications propres à toutes les eaux minérales ; mais il paraitrait difficile de contredire aujourd'hui ce qu'écrivait, il y a près de quarante ans, un médecin des plus expérimentés de la station.

Il serait curieux de mettre à côté de ces affirmations des médecins de Vichy l'opinion d'autres médecins de stations rivales, jusqu'à un certain point, de notre grande station de l'Allier. Nous croyons devoir reproduire plutôt ici les jugements qu'ont porté nos maîtres des écoles sur la cure du diabète à Vichy, et les conseils donnés par eux à ce sujet.

L'utilité des eaux de Vichy est indubitable pour Lecorché, dont on connaît la compétence en matière de diabète : leur action sera d'autant plus salutaire qu'on les emploiera avec

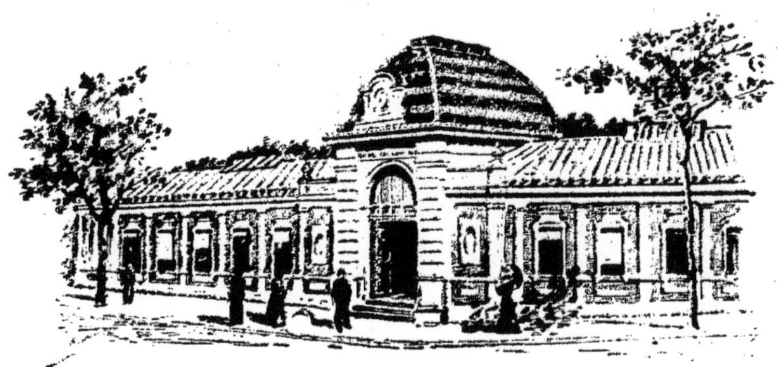

Bains et source de l'Hôpital, à Vichy.

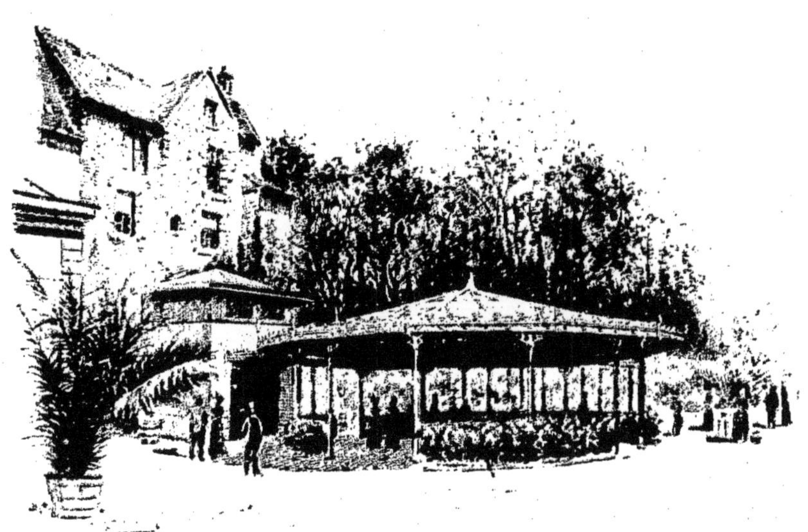

Buvette des Célestins, à Vichy.

le traitement diététique ; mais il ne faut pas en abuser, ni trop, ni trop longtemps, car cet abus pourrait aggraver la situation, débiliter l'individu et faciliter le développement de la cachexie diabétique.

Bouchard partage cet avis ; il considère que les sources à préférer sont les plus chaudes. Glax ayant démontré que l'ingestion d'eau pure à 40° ou 45° c. diminue le sucre chez les glycosuriques. Nous rapprocherons de ces expériences de Glax les résultats cliniques qu'a fait connaitre le Dr Ambroise Ranney à l'Académie de médecine de New-York, dans une instructive communication sur les effets thérapeutiques de l'eau chaude administrée à l'intérieur contre les maladies nerveuses, dont nous trouvons le compte rendu dans la *Revue médicale d'hydrologie pyrénéenne* (t. I, p. 721). Après avoir développé les règles de ce traitement par l'eau chaude simple, et décrit ses effets, le savant professeur américain dit que, dans le diabète, il modifie heureusement la densité de l'urine et en réduit la quantité ; il agit comme diurétique puissant et produit les plus heureux effets.

Plus tard, le Dr Joffroy a établi, expérimentalement et cliniquement, ce pouvoir de l'eau pure chaude de diminuer la glycosurie.

Il a été si bien reconnu que c'est même par leur chaleur native que le professeur Jaccoud semble expliquer la préférence accordée aux eaux de Vichy dans la cure de cette affection, quand il dit, dans sa dernière leçon clinique sur le diabète : « c'est probablement à cause de la température qu'on ordonne généralement Vichy. »

Péter a déclaré maintes fois aussi dans ses leçons que les eaux de Vichy sont très salutaires aux diabétiques. « On a assimilé aux eaux de Vichy, disait-il, les eaux de Carlsbad, en Bohême ; pour ce qui me concerne, je préfère de beaucoup la cure de Vichy. »

D'après E. Monin, les eaux minérales naturelles alcalines doivent tenir la tête dans la thérapeutique hydrologique du diabète. Elles ne sont pas de simples palliatifs. Au bout de deux ou trois semaines passées a Vichy, le diabétique change complètement d'aspect. Les statistiques publiées sur Vichy à ce sujet sont fort éloquentes. L'une des plus récentes à l'époque où Monin écrivait son Mémoire, et l'une des mieux établies, celle de Souligoux, porte que sur 66 diabétiques, le sucre a disparu 17 fois d'une façon définitive. Toutes les sources de Vichy peuvent être utilisées selon les cas. Mais il n'est pas prudent de dépasser quatre à six verres d'eau : « la cachexie alcaline n'est pas un leurre, et elle existe pour tous ceux qui ont pu apprécier *de visu* Vichy et Carlsbad, leurs bienfaits et leurs méfaits. »

Pour le D^r Mœller qui, en 1892, croyait pouvoir le répéter après Durand-Fardel, c'est presque exclusivement à Vichy que le traitement du diabète a été effectué jusqu'ici en France. L'eau de Vichy réussit d'autant mieux que le diabète est plus simple, c'est-à-dire plus dépourvu d'accidents ou de complications. Les diabétiques obèses sont ceux auxquels elle convient. Son appropriation tend à s'amoindrir à mesure que la constitution du malade s'écarte d'un pareil type et que se dessine la tendance cachectique.

Aux yeux du Dr Dreyfus-Brisac, dans le diabète arthritique, deux stations, Vichy et Carlsbad, sont sans rivales ; mais Vichy s'adresse à la généralité de ces diabétiques, étant beaucoup moins perturbatrice et employée avec plus de ménagements que son émule de Bohême.

D'après le Dr A. Robin, l'action de Vichy est incontestable. Ses eaux diminuent le sucre, la soif, la polyurie, le volume du foie, arrêtent l'amaigrissement quand celui-ci ne fait que commencer, et bien des malades quittent la station avec les apparences de la santé. Mais pas plus à Vichy qu'ailleurs il ne faut s'attendre à une guérison définitive. L'on peut poser cette formule que certaines eaux minérales sont suspensives ou modératrices du diabète, quand elles sont judicieusement appliquées, mais qu'aucune d'elles ne jouit de propriétés absolument curatives.

Ne pouvant prétendre résumer ici tout ce qui a été écrit sur le traitement du diabète à Vichy, nous essaierons au moins de donner une idée complète de la cure de cette dystrophie, en condensant ce qu'en a dit un des médecins les plus distingués de la localité, le Dr V. Frémont, qui, dans son livre intitulé : *Vichy, indications et contre-indications*, et surtout dans la partie parue de son *Essai de thérapeutique physiologique sur le diabète*, a tracé un cadre fort net des effets et des indications de l'eau de Vichy.

Les médecins les plus instruits et les plus éminents de tous les pays ont reconnu l'efficacité de cette eau dans le traitement du diabète, que démontrent d'ailleurs les résultats obtenus chaque année sur des milliers de diabétiques. Il est cependant des circonstances où la cure de Vichy n'est pas favorable.

Ses effets se traduisent par la disparition de la soif, des mictions moins fréquentes, surtout la nuit, la diminution ou la cessation de la glycosurie, le relèvement des forces, la guérison des diabétides, surtout de l'eczéma.

Les changements dans l'urine montrent une meilleure nutrition cellulaire. L'urine devient en effet moins acide. Après avoir cru d'abord qu'elle s'alcalinisait, Frémont a conclu, de 300 analyses, qu'elle était quelquefois neutre, mais une seule fois alcaline; ce dernier état coïncide, d'après Bouchard, avec une certaine faiblesse.

La quantité totale des urines des 24 heures est habituellement augmentée; mais la polyurie nocturne disparaît, ce qui permet au malade de dormir.

Cette augmentation du volume de l'urine excrétée tient à l'ingestion de l'eau minérale; car, après la cure, ce volume tombe beaucoup au-dessous du chiffre qu'il atteignait avant l'arrivée du malade à Vichy.

La densité de l'urine baisse; pendant ce temps, le sucre diminue ou disparaît. Sur 130 malades qui rendaient une moyenne quotidienne de 60 grammes de sucre, il est tombé à zéro chez 57. Les autres n'en rendaient plus qu'une moyenne de 21 gr. après la cure, sans avoir modifié leur régime. De grands écarts dans l'alimentation l'ont fait réaugmenter chez quatre malades. Un cinquième diabétique, héréditaire, aigu, le voit augmenter aussi, malgré qu'il voie s'accroitre ses forces et son poids.

L'urée augmente de 4 grammes en moyenne par malade et par jour ; exceptionnellement elle a un peu diminué. L'acide phosphorique est aussi un peu augmenté. L'albumine, modifiée favorablement, diminue, ainsi que l'acide urique, qui ne dépose jamais.

On sait que chez le diabétique la désassimilation se fait surtout aux dépens des matériaux azotés ; et que pour les substances albuminoïdes à l'état normal le coefficient d'oxydation est de 800 à 820 pour mille : c'est-à-dire qu'un aliment renfermant 1000 grammes d'azote subit dans l'économie des oxydations qui transforment 800 à 820 gr. de cet azote à l'état d'urée, et 180 à 200 gr. à l'état moins oxydé d'acides urique, hippurique, etc... Chez les 48 diabétiques dont le Dr V. Frémont a pu examiner ce coefficient avant et après la cure, la moyenne qui, avant, était de 840 pour mille, est descendue, après, à 790, soit une diminution de 50 pour mille.

Trente malades ayant un coefficient moyen de 883, au-dessus de la normale, l'ont vu descendre à 797. Ces malades rendaient en moyenne 52 gr. de sucre par jour ; ils n'en rendaient plus, après la cure, que 32 gr. Treize d'entre eux partirent sans trace de sucre.

Chez treize malades ayant un coefficient moyen au-dessous de la normale, de 726 pour mille, ce coefficient est remonté à 800. La moyenne journalière du sucre était de 16 gr. 27 ; elle a baissé à 2 gr. 64, et chez sept d'entre eux, à zéro.

Chez presque tous l'urée était peu élevée. Le Dr V. Frémont a signalé le premier ces abaissements momentanés des oxydations chez les diabétiques. Or l'examen des oxydations peut guider le médecin sur le choix et la durée de la médication à conseiller. Ainsi chez 13 de ses diabétiques à oxydations abaissées, dont les apparences étaient superbes, il a eu soin de prescrire les sources ferrugineuses, les douches tièdes terminées par l'eau froide sur les pieds, le massage ; et ces malades s'en sont très bien trouvés.

Cinq malades avaient, avant la cure, un coefficient normal, de 806 en moyenne : après la cure, il est de 793. En même temps la moyenne de 14 gr. de sucre par jour tombe à 0.

Le poids des diabétiques augmente, à Vichy, d'un kilogramme en moyenne dans les 20 jours, et cela en été. Les obèses ont de la tendance à maigrir.

Donc la cure de Vichy appliquée chez les diabétiques, en tenant compte des oxydations, leur est très utile.

Une urine riche en urée, avec oxydation élevée, indique un traitement énergique (exercice, bains tièdes courts, Grande-Grille, Puits-Chomel).

Une urine avec oxydations abaissées indique les sources ferrugineuses (Lardy, Mesdames), douches tièdes, terminées par l'eau froide, courtes, jets froids sur les pieds, massage.

Une urine neutre, pauvre en urée, avec oxydations abaissées chez un diabétique affaibli, cachectique, contre-indique l'usage des eaux de Vichy.

Ces dernières considérations s'appliquent à tous les traitements proposés contre le diabète. La supériorité de la cure de Vichy consiste en ce que le médecin a là deux types de sources, alcalines pures, alcalines ferrugineuses, parmi lesquelles il peut et doit choisir.

Il est bon que les diabétiques à oxydations exagérées qui se sont bien trouvés à Vichy, suivent toujours un régime et prennent, trois ou quatre fois par an, de l'eau de Vichy chez eux ; une bouteille par jour en moyenne, et vingt-cinq à chaque cure.

Après ces excellents conseils, le Dr Frémont donne une série de tableaux des plus complets et des plus instructifs, montrant avec quel soin ce distingué médecin de Vichy examine et soigne ses malades ; les renseignements les plus circonstanciés s'y trouvent réunis, et ce sont eux qui l'ont autorisé à déduire les longues explications cliniques et curatives que nous venons de détailler en les résumant.

Ces effets de la cure de Vichy se maintiennent pendant plusieurs mois. Pour les diabétiques qui peuvent le faire, il est bon de recourir à deux cures dans la même année ; bien conduites, elles sont sans danger. Le bénéfice de la cure est considérable. Mais il faut revenir à Vichy plusieurs saisons de suite pour ramener toujours le diabète en arrière, et le maintenir dans des limites compatibles avec la santé.

Les effets du traitement de Vichy sont bien dus à l'eau minérale, et le Dr Frémont en fournit des preuves. Ces résultats sont toujours bons au début du diabète, lorsque le malade est encore vigoureux, et la maladie pas trop ancienne. Quand il commence à maigrir, le traitement de Vichy peut lui être encore utile : la bascule sera un bon moyen de juger toujours des résultats.

Il faut combattre l'amaigrissement, et pour cela Vichy peut être insuffisant.

Vichy est indiqué quand le diabète est lié à la diathèse goutteuse ; il n'est pas rare de voir ce diabète guérir et être remplacé par une autre manifestation uricémique.

Dans le diabète à marche aiguë de l'adulte, l'amaigrissement survient vite et la banqueroute est fatale, ainsi que le Dr Frémont en cite trois exemples. Dans ces cas, la Bourboule, des eaux sulfureuses, arsenicales, rendraient peut-être plus de services, pensons-nous !

D'après le Dr Senut, médecin militaire à l'hôpital de Vichy, ces eaux aggravent le diabète essentiel, traumatique, ou d'origine complexe ; elles font disparaître ou diminuent la glycose chez les diabétiques d'origine arthritique.

Dans son article du *Dictionnaire encyclopédique des sciences médicales*, le Dr Demange avait formulé des conclusions analogues : le traitement alcalin et celui de Vichy sont surtout utiles dans le diabète gras et dans les formes goutteuses ; ils peuvent être dangereux dans le diabète maigre et dans les périodes consomptives.

Dans tout ce que nous avons dit de la cure de Vichy, nous n'avons eu en vue spécialement aucune source de la célèbre station ; chacune d'elles peut avoir cependant des indications plus particulières qu'il serait trop long et oiseux de développer ici. Parmi ces sources, le professeur Brouardel avait signalé celles de Cusset, qui, si elles sont à quelque distance de Vichy même, n'en ont pas moins une composition analogue et des effets semblables. Nous les citerons à notre tour comme étant peut-être un peu plus ferrugineuses que leurs voisines, et dans un point plus tranquille où certains diabétiques trouveront un plus grand calme dont ils ont besoin.

Puisque nous parlons ici de sources ferrugineuses, c'est-à-dire de sources renfermant un métal actif en plus de leurs sels alcalins, nous sera-t-il permis de rappeler le rôle qu'a fait jouer, à Vichy même, le Dr Burq, l'inventeur de la métalloscopie et de la métallothérapie, aux métaux que ces eaux peuvent tenir en solution ? C'est à Vichy, en 1881, qu'il fut amené à reconnaître l'importance de la métallothérapie ajoutée au traitement thermal du diabète. Il y avait vu un diabétique, son père, « terrassé d'abord, comme il disait, par les eaux presque exclusivement alcalines de la Grande-Grille ou de l'Hôpital prises en excès, relevé ensuite et grandement amélioré par les eaux ferrugineuses du puits Lardy ». Il le trouva précisément sensible au fer.

L'idée lui vint alors d'adjoindre à l'usage des sources de Vichy chez les diabétiques, lorsque besoin serait, l'administration interne et externe du métal auquel il les aurait trouvés sensibles, et qui par conséquent leur était approprié. C'est ainsi qu'il recueillit les très intéressantes observations qui lui ont servi de base pour écrire sa brochure intitulée : *la Métallothérapie à Vichy contre le diabète,* avec ce sous-titre : « association des métaux à la médication alcaline pour en augmenter et en corriger les effets ». La méthode du Dr Burq a rendu de réels services, et elle a fait des adeptes en hydrologie, où elle peut expliquer l'intérêt qu'il y a à rechercher les métaux qui entrent dans la composition d'une eau minérale.

Partisan déclaré de la métallothérapie, le Dr F. Garrigou estime que les expériences de Burq sont d'une netteté parfaite au point de vue de la cure des diabétiques ; les ayant répétées souvent, il affirme leur exactitude, et conséquemment l'importance du service rendu par Burq à l'hydrologie. Autant que possible il soumet ses malades à la métalloscopie, et, suivant ses indications, il les envoie à Vichy ou ailleurs, leur donnant à suivre un traitement métallothérapique spécial pour accompagner l'usage de l'eau appropriée à leur état.

Quand les eaux de Vichy leur conviennent, les diabétiques supportent bien le traitement, voient disparaître leurs accidents nerveux et leur sucre, quelquefois pour toujours.

D'après les idées du Dr Albert Robin, qu'il adopte, disant que « tout médicament qui ralentit la nutrition générale et celle du système nerveux, diminue la glycosurie », F. Garrigou affirme que lorsque le malade se soigne dans une station où l'appareil métallique lui convient, il y a sédation du système nerveux, et, par suite, amélioration dans les phénomènes biologiques chimiques, en même temps que l'action des alcalis des eaux mises en usage sature partiellement l'alcalinité du sang et celle des urines.

Tout ce que nous venons de dire de la valeur des eaux de Vichy contre le diabète a trait à la cure faite sur place. Cette cure doit être complétée souvent par l'usage à domicile des eaux de Vichy transportées ; il vaut mieux alors s'adresser aux sources froides, comme celle des Célestins, qui conservent plus sûrement et plus complètement leurs qualités et leurs vertus thérapeutiques.

Ce traitement à la maison est parfois le seul que puissent

se permettre certains diabétiques empêchés par des considérations extra-médicales d'aller boire à la source.

Il en est d'autres à qui même ce moyen n'est pas accessible. A ceux-là il reste la possibilité de recourir plus économiquement aux *comprimés de Vichy*, que l'Etat, depuis plusieurs années, a eu l'heureuse idée de faire préparer avec les sels complets extraits de ses sources, et qui dégagent, en se dissolvant dans l'eau potable, que le malade devra toujours choisir bonne, de l'acide carbonique, grâce auquel la boisson, rendue gazeuse, devient presque aussi agréable que l'eau naturelle même.

Vals.

A côté des eaux de Vichy, nous avons vu maintes fois mentionnées comme utiles dans la cure du diabète les eaux de Vals, dans l'Ardèche. Durand-Fardel les cite souvent.

Bouchardat les prescrivait volontiers et il les a recommandées dans ses différentes publications, particulièrement dans les articles qu'il a consacrés pendant plusieurs années à cette affection, dans son *Annuaire de thérapeutique.*

Elles figurent à une place des plus honorables dans le magistral *Traité du diabète* de Lecorché.

Jaccoud, dans son article du *Nouveau Dictionnaire de médecine* publié sous son nom, et dans ses diverses leçons cliniques, les professeurs de clinique médicale de nos Facultés, le savant praticien de l'hôpital Cochin dans son enseignement de clinique thérapeutique, le professeur Picot dans son grand ouvrage, les ont citées très avantageusement comme un des agents profitables aux glycosuriques et aux diabétiques vrais.

Dans son petit, mais précieux livre sur *l'Hygiène et le Traitement du diabète*, qui n'est autre que son mémoire couronné par la Société de médecine d'Anvers, le docteur E. Monin, en les signalant avec éloge, les distingue sous l'appellation particulière d'eaux carbo-sodiques-gazeuses.

Au cours des séances du Congrès d'hydrologie de Biarritz, elles ont été mentionnées souvent, dans les conférences du Dr Garrigou et du Dr L. Massot, au Boulou, entre autres.

Le Dr Mœller les met en bonne place dans son *Traité pratique des eaux minérales*, et leur attribue d'heureux effets dans la cure antidiabétique.

Enfin, pour le Dr A. Robin, elles peuvent être employées dans les mêmes conditions que les eaux de Vichy : ces eaux atténuent l'excès de désassimilation qui épuise les diabétiques.

C'est dire assez leur valeur à ce point de vue. Mais nous tenons à leur consacrer quelques lignes plus spéciales, qu'elles méritent à tous égards. Nous pourrions répéter à leur sujet tout ce que nous avons dit des sources de Vichy : nous ne nous laisserons pas aller à des redites superflues, et nous mentionnerons plutôt les particularités qui, au dire de fort honorables médecins de la station, à même par conséquent de les bien connaître, les distinguent de leurs similaires de Vichy. Le Dr Tourrette a publié, en 1865, un *Parallèle entre les eaux de Vals et les eaux de Vichy*, fourni de citations bien choisies et de considérations appropriées, qui placent les eaux de la vallée de la Volane au moins à la hauteur de celles des bords de l'Allier. Le Dr Chabannes a également tenté de mettre en un juste relief les sources très nombreuses et très variées en composition de la station qu'il dirigeait. C'est aux travaux de ces distingués confrères que nous emprunterons les données qui vont suivre. Une longue pratique leur avait appris que les eaux de Vals, tout en possédant, d'une manière générale, les mêmes applications thérapeutiques que celles de Vichy, donnent par leur emploi bien combiné des résultats plus satisfaisants que ces dernières dans plusieurs maladies tributaires des eaux alcalines et parmi lesquelles figure le diabète sucré. Ces sources, bicarbonatées sodiques, riches en acide carbonique, varient depuis

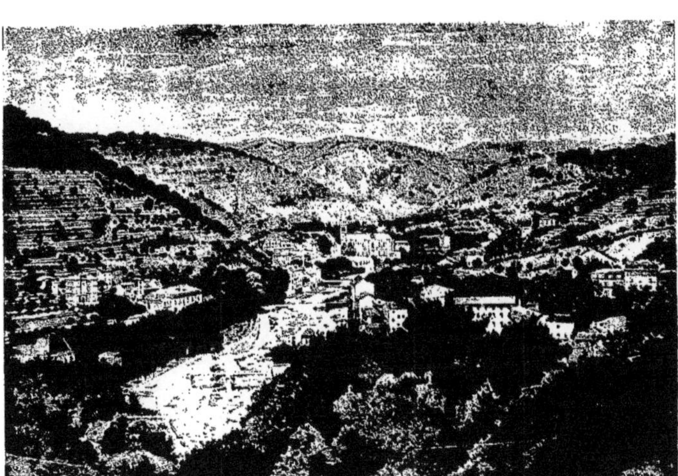

Vue générale de Vals.

un gramme de principes fixes jusqu'à neuf grammes, en passant par tous les degrés intermédiaires. La minéralisation des eaux de Vichy est plus uniforme, et si parmi ces dernières il manque des sources faiblement minéralisées. Vals en possède qui le sont moitié moins que la moins minéralisée de Vichy. Les eaux de Vals seraient plus riches en acide carbonique, plus ferrugineuses, et par suite plus avantageuses dans les maladies d'appauvrissement, de déglobulisation du sang, entre lesquelles on peut faire figurer le diabète. Elles doivent donc, même d'après Durand-Fardel, prendre une place à part, à côté des eaux de Vichy, dans le traitement de cette dyscrasie. Leur variété de minéralisation, qui permet de les classer, selon le D' Chabannes, en eaux faibles (Saint-Jean), — moyennes (Désirée, — fortes et alcalines (Précieuse), permet aussi de leur demander depuis l'effet hygiénique le moins prononcé jusqu'au résultat médicamenteux le plus énergique (D' Chauvin. Elles seraient plus agréables à boire, et plus digestives parce qu'elles sont plus fortement gazeuses ; — plus ferrugineuses enfin que les sources de Vichy les plus usitées.

Leur richesse en substances toniques prévient les inconvénients de la médication alcaline, ce qui constituerait pour elles un autre avantage. Enfin il y a à Vals des sources nettement arsenicales, et même une source ferro-arsenicale (la Dominique). Aujourd'hui donc qu'il est acquis que les eaux bicarbonatées sodiques possèdent une action, sinon curative, du moins très sérieuse contre le diabète, quand il faudra recourir, comme dans la majorité des cas, aux eaux alcalines fortes et froides, chargées en fer, et arsenicales, les eaux de Vals se trouveront éminemment indiquées et appropriées à ce traitement. Le D' Tourrette a pu s'assurer que les eaux de la Désirée, de la Rigolette, et surtout de la Madeleine avaient, entre autres, une grande efficacité contre le diabète. « Sous leur influence, dit-il, le sucre disparaît peu à peu, puis complètement des urines, la soif s'apaise, la vision reprend son intégrité, les forces générales renaissent, la constipation fait place à des selles bilieuses d'abord, puis régulières ; le calme succède au malaise, le sommeil à l'insomnie. Ces faits sont constants, authentiques et incontestables. »

Il faut donc définitivement inscrire les eaux de Vals parmi les ressources hydro-minérales à employer avec fruit dans la cure du diabète. Certaines d'entre elles, comme les sources Saint-Jean, l'Impératrice, la Perle, Carmen, La Favorite, La Reine, sont d'excellentes eaux de table (Dr E. Monin et autres), et elles permettent de parfaire à domicile une cure commencée près d'elles ou ailleurs. Elles excitent le système nerveux, maintiennent l'intégrité des voies digestives, empêchent la congestion du foie, et font en somme, comme l'a écrit le Dr Clermont, que les diabétiques vivent presque comme des gens bien portants.

Mais le choix de ces sources et leur emploi doit varier avec leur richesse en sels alcalins. Les eaux faibles pourront être utilisées aux repas ; les eaux fortes, au contraire, seront prises en dehors de ceux-ci, à moins, comme l'a fait observer le Dr Gilbert, que le malade ne souffre d'hyperpepsie assez accentuée. Dans les cas d'hypopepsie, au contraire, mieux vaudra prendre l'eau alcaline avant le repas, et en quantité minime. Il faudra se souvenir que la richesse des eaux de Vals en bicarbonate de soude varie d'un gramme à huit grammes par litre d'eau, et se guider en conséquence pour la désignation de la source à préférer. La Précieuse est la plus riche en sel de fer et autres principes reconstituants. D'après le Dr A. Robin, dans les cures faites à la maison, la richesse en arsenic de la source Dominique assure à celle-ci une certaine prééminence, à la condition qu'on l'emploie avec toutes les précautions nécessaires.

Le Boulou.

A l'extrémité orientale de la chaîne des Pyrénées, au pied d'un contrefort des Albères, jaillissent les eaux du Boulou,

peu abondantes, froides, que les analyses successives d'Anglada, de Bérard, de Béchamp et de Wilm ont montré être
de la même famille que les eaux de Vichy, si bien que
Béchamp, et beaucoup d'autres après lui, ont pu les appeler
le Vichy du Midi. Remarquables entre toutes les eaux
bicarbonatées sodiques, elles se rapprochent surtout,
d'après Durand-Fardel, des sources ferrugineuses de
Vichy, à côté desquelles elles ont leur place marquée
comme eaux alcalines de premier ordre (C. James). Cependant elles sont rarement mentionnées par les auteurs
à propos du diabète, dans la cure duquel elles auront un
rôle important à jouer.

Les eaux du Boulou contiennent, en effet, à ce qu'affirme
Béchamp, les mêmes principes que les sources les plus en
renom du bassin de Vichy, sensiblement dans le même
rapport, et de fait, en égale quantité pour quelques-unes,
comme la nouvelle source des Célestins ou celle de Hauterive, ou peu différente pour la plupart des autres. Les trois
sources du Boulou, dont l'une porte ce nom spécial, ont
une saveur aigrelette et minérale particulière ; elles renferment, sur près de 9 gr. de matériaux, 2 gr. 34 d'acide
carbonique, plus que Vichy. Leur richesse en bi-carbonate
de soude se chiffre par 3 gr. 74 pour le Boulou, 6 gr. pour
la source de Saint-Martin, et près de 6 gr. 50 pour la source
Clémentine. Elles sont arsenicales aussi, mais moins que les
eaux de Vichy. Elles sont parfaitement supportées par
l'estomac, et elles donnent les meilleurs résultats dans
toutes les affections où leurs similaires réussissent. La littérature hydrologique les concernant n'est pas riche, mais
leur réputation est faite dans le Midi, à la Faculté de Montpellier notamment, et de l'autre côté des Pyrénées.

Le Dr Souligoux, dans son remarquable article sur Vichy,
du *Guide aux villes d'eaux*, compare, au point de vue de
leur conservation et de l'exportation, les eaux du Boulou
à celle des Célestins. Leur similitude chimique autorise
à conclure à leur analogie d'action, et à répéter, avec

Béchamp, que l'histoire clinique du Boulou sera celle de Vichy.

Il existe peu d'écrits médicaux sur ses eaux, uniques de leur espèce dans les Pyrénées, et c'est à peine si l'on voit mentionner le diabète parmi leurs indications. La conférence que donna, au Boulou même, le Dr J. Massot, au Congrès d'hydrologie de Biarritz, rappelle que Bouchardat, dans son nouveau formulaire magistral, édition de 1875, les indique comme rendant des services dans cette maladie.

Comme leurs congénères, elles s'administrent en boisson, en bains et en douches, à doses modérées. Quand on voit leur installation, convenable mais sans luxe, on ne doit pas oublier que le Boulou est une des plus jeunes stations thermales de la France, et qui ne demande qu'à conquérir ses parchemins. En envoyant ses diabétiques passer l'hiver à Amélie, Bouchardat leur ordonnait l'eau du Boulou ; il devait lui trouver de bonnes qualités pour cela, et les médecins de la région savent bien que ses vertus sont efficaces ailleurs qu'à Amélie. A Montpellier, à Perpignan elle est couramment conseillée, mais il n'existe pas d'observations rigoureusement prises, pour étayer la bonne opinion que l'expérience en a donnée aux médecins et qu'elle leur confirme chaque jour.

Pour en finir avec les eaux alcalines à base sodique, nous mentionnerons ici les eaux froides de Rohitsch, en Styrie, les plus minéralisées connues de cette classe; puis, tenant le milieu, ou à peu près, les eaux de Passug en Suisse, et celles de Bilin en Bohême. Durand-Fardel a cité aussi celles de Montbrison dans la Loire, et de Sauxillange dans le Puy-de-Dôme, auxquelles nous joindrons les eaux de Château-neuf et d'Andabre, qui ne seraient assurément pas sans action contre le diabète.

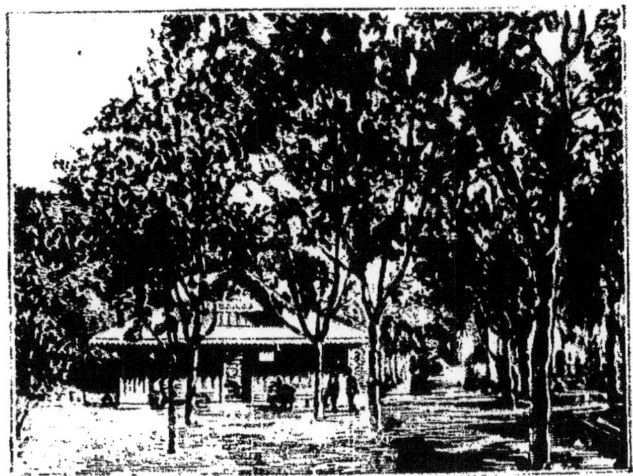

Buvette et parc du Boulou.

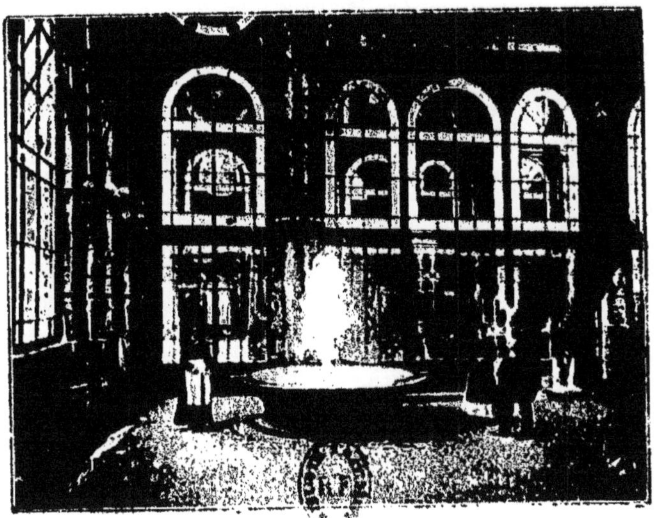

Buvette du Sprudel à Carlsbad.

Eaux bicarbonatées, sulfatées et chlorurées.

Carlsbad.

Ce nom est revenu déjà bien des fois sous notre plume dans ces premières pages de notre étude; c'est que les eaux de Carlsbad, ou bain de l'empereur Charles, jouent un grand rôle dans la cure hydrologique du diabète sucré. Cette célèbre station est une jolie ville autrichienne de la Bohème, située dans une gorge pittoresque, et entourée de montagnes verdoyantes et boisées. Son climat est assez rude, ce qui n'empêche pas qu'elle soit fréquentée par plus de quarante mille malades chaque année. Ses sources très nombreuses, de composition à peu près identique, ne diffèrent guère que par leur température, la plus chaude et la plus fameuse, le Sprudel, ayant près de 73° C., et la moins chaude n'en ayant que 22° ou 23°.

Les eaux de Carlsbad sont bicarbonatées, chlorurées et sulfatées, n'ayant guère d'analogues en France que dans les sources de Saint-Gervais. On les a cependant beaucoup comparées aux eaux de Vichy, bien plus à cause de leur similitude d'action sur certaines maladies que par suite de leur composition chimique. Elles jouissent d'une réputation universelle contre le diabète, et à ce titre nous allons les étudier ici.

Dans son *Traité thérapeutique des eaux minérales*, Durand-Fardel mentionne le Dr Helfft comme ayant le premier signalé les effets des eaux alcalines de Carlsbad, à cette époque encore peu employées, contre le diabète, auquel il opposait quelquefois aussi les eaux ferrugineuses de Pyrmont. De communications personnelles qu'il devait à l'obligeance du Dr Gans, de Carlsbad, le médecin de Vichy avait conclu que les résultats obtenus dans la station autrichienne étaient fort semblables à ceux qu'il constatait lui-même près de ses sources.

Il analyse les quatorze cas de diabète dont le professeur Seegen venait, à ce moment, de publier le détail, en relation avec leur traitement par les eaux de Carlsbad. Ces détails ont été confirmés par une pratique plus longue, et nous les résumons ci-après. C'était depuis peu d'années, en 1860, que Seegen observait le diabète. Il trouvait alors que, même dans les cas où le sucre avait disparu durant la cure, il revenait ensuite ; néanmoins sa quantité restait considérablement amoindrie, les malades gagnaient en poids, et leur santé se rétablissait presque complétement.

Le professeur Brouardel, dans sa thèse d'agrégation, le Dr L. Desnos, dans son article du *Dictionnaire* de Jaccoud, en ont signalé les effets d'après le Dr Seegen. Avant lui cependant, le Dr Fleckles père avait, en 1842, publié, le premier, ses observations sur l'usage des eaux de Carlsbad dans le diabète. Zimmer, Em. Sennée, Fleckles fils, Frerichs, Ebstein, Eichorst, Nauovn et Kulz ont consacré d'intéressants travaux à cette question.

D'après P. Brouardel, Carlsbad agit comme Vichy, ne guérissant pas radicalement les diabétiques, quoique faisant souvent disparaître le sucre ; mais celui-ci reparaît deux ou trois mois après la cure, dont l'effet habituel est de relever l'état général, de rétablir les forces, de ramener à l'état normal les fonctions génésiques. Seegen, en 1867, communiquait ses résultats observés sur plus de cent cas de diabète constitutionnel, sur lesquels la guérison complète n'avait pas été obtenue une seule fois. Constamment, il y a eu une amélioration momentanée. Il n'y a eu que dix ou douze cas, environ dix pour cent, dans lesquels la diminution du sucre n'ait été que faible ou nulle ; dans les autres cas, le sucre disparut à peu près complétement de l'urine. Même dans les formes les plus graves, l'eau de Carlsbad domine les symptômes les plus pénibles, tels que la sécheresse de la bouche, la soif brûlante et les envies d'uriner. Son action peut se résumer dans la diminution de la formation du sucre, quand les troubles de la nutrition ne sont pas trop avancés et qu'il est possible de remplacer par une nourriture animale appropriée les éléments organiques employés à la formation du glucose. On peut par l'usage annuel et continu de ces eaux maintenir le bien-être relatif des diabétiques et prolonger leur existence de plusieurs années. Les résultats obtenus par Seegen ne lui ont pas paru en rapport avec les causes de la maladie, mais plutôt avec son intensité et la période à laquelle elle était arrivée. Le professeur Picot affirme d'après Kulz, que les résultats donnés par Carlsbad ne sont pas toujours aussi favorables. Dans les cas graves, en effet, la glycosurie ne diminuerait ni pendant, ni après la cure ; on ne constaterait pas d'autre amélioration que celle procurée par un régime convenable. Dans les cas légers, l'eau, accompagnée d'une alimentation peu hydro-carbonée, supprime le sucre, il est vrai, mais seulement pendant qu'on en fait usage.

Le Dr Souligoux, qui a publié, dans sa *Revue de thérapeutique générale et thermale*, d'excellents articles sur le traitement du diabète, nous a laissé aussi une *Étude comparative sur les eaux de Carlsbad et les eaux de Vichy*, que nous voulons mettre à contribution pour ce sujet qu'elle nous servira à éclairer.

Après avoir rappelé les différences chimiques des eaux des deux stations (plus de bicarbonates de soude et de potasse à Vichy, quantité sensiblement la même de bicarbonate de chaux ou de carbonate de lithine, moins de bicarbonate de fer à Carlsbad, mais prédominance, dans celles-ci, de sulfate de soude et de potasse, de chlorure de sodium, notre savant et regretté confrère passe en revue les diverses maladies justiciables de la cure carlsbadoise, et il arrive au diabète, qui, dit-il, n'est pas une maladie *une* ; reconnaissant au contraire des causes et des formes variées, le diabète peut aussi être amélioré par divers traitements. Et le Dr Souligoux rapporte tout au long les opinions sur ce sujet de Jaccoud, de Bouchard, de Cantani, de Lecorché, que nous nous contenterons de résumer en ce qui a trait aux eaux de Carlsbad.

Pour Jaccoud, si la constitution est vigoureuse et de force moyenne, si le diabète est sans complications, si les poumons et le cœur sont intacts, il faut recourir aux eaux les plus énergiques, en tenant compte non seulement de leur composition, mais de leur thermalité qui, dans ces circonstances, est incontestable d'action : au degré le plus élevé de cette échelle, il y a, à Carlsbad, le Sprüdel, et à Vichy, la source de la Grande-Grille... « Toutes les fois que le malade en a la possibilité, je prescris les eaux thermales, notamment les eaux fortes de Carlsbad et de Vichy, suivant une méthode que je recommande expressément, car je lui dois de remarquables succès. Au lieu d'une cure annuelle unique, je prescris deux cures courtes, de quinze jours chacune en moyenne, au commencement et à la fin de la saison thermale. Les résultats sont plus durables et ils sont acquis au prix d'une moindre fatigue organique. »

Le professeur Bouchard, dans son livre sur les maladies par ralentissement de la nutrition, a exposé les mêmes sentiments ; il conseille, nous l'avons déjà vu, les eaux de Vichy, de Vals ou de Carlsbad, dont il explique l'heureuse action par leur influence sur la nutrition et la combustion du sucre augmentée dans un milieu devenu plus alcalin.

D'après M. Lecorché, l'efficacité des eaux alcalines dans le diabète se réduirait en grande partie à leur action sur le foie, et c'est l'opinion que le Dr Souligoux a soutenue dans son étude sur le traitement du diabète. En conséquence, si l'on a affaire à un diabète caractérisé par une perte considérable de sucre et d'urée, on ordonnera Vichy, Vals ou Carlsbad ; on fera de même si le diabète est léger, mais compliqué d'une azoturie excessive. Dans les cas, au contraire, où l'azoturie est peu marquée, l'usage de ces eaux exposerait à dépasser la mesure et à voir se produire différentes complications, en particulier l'anémie. Royat, la Bourboule, Ems devront alors être préférés. Le diabétique

en état de supporter les eaux sodiques fortes, sera de
préférence envoyé à Carlsbad, s'il présente des troubles
dyspeptiques liés à un catarrhe intestinal. Vichy et Vals
seront préférables, si ces troubles font défaut.

C'est là également l'opinion de Cantani, et c'était aussi
celle de Trousseau. Nous avons rapporté le sentiment du
Dr Monin à propos des indications respectives de Vichy
et de Carlsbad. Il nous reste à citer, pour être aussi
complet que possible, un autre parallèle abrégé qu'a établi
M. Durand-Fardel, dans son *Rapport sur les eaux minérales
de France en regard des eaux minérales d'Allemagne*, que
nous avons déjà cité. « Jusqu'à présent, disait-il en 1872,
l'expérience clinique a circonscrit à peu près le traitement
thermal du diabète entre Vichy, bicarbonatée forte dont
il est naturel de rapprocher Vals , et Carlsbad, bicarbonatée
en même temps que sulfatée et chlorurée sodique. L'action
directe de ces eaux sur les phénomènes glycosuriques est
incontestable; et nous devons ajouter que, si l'on s'en rapporte aux documents publiés, il est difficile de reconnaître
quelque différence appréciable entre l'efficacité relative de
Vichy et celle de Carlsbad. Leur action reconstituante est
non moins manifeste que celle qu'elles exercent sur les
phénomènes glycosuriques eux-mêmes.

« Ces eaux ne paraissent contre-indiquées que chez les
diabétiques névropathiques, tuberculeux, ou à un degré
très avancé de cachexie. »

Nous en avons assez dit pour faire comprendre la similitude d'action, mais aussi les indications différentes des
deux stations les plus recommandées comme antidiabétiques. Nous ne finirons pas toutefois sans donner à ce
sujet un sentiment que nous tenons en haute estime, celui
qu'exprime le Dr Dreyfus-Brisac dans son livre récent
sur la *Thérapeutique du diabète sucré* ; nous en avons déjà
dit quelques mots. D'après lui, dans le diabète arthritique
pur, deux stations thermales, Vichy et Carlsbad, sont sans
rivales ; et cependant, fait-il remarquer, Vichy et Carlsbad

appartiennent à deux catégories distinctes. Peuvent-ils être employés indifféremment ? Doit-on surtout, avec certains auteurs allemands, accorder la prééminence à la station de Bohême, si fière de ses douze sources puissamment minéralisées, et particulièrement de la majestueuse gerbe d'eau hyperthermale du Sprudel ?

A ces deux questions, le médecin de l'hôpital Lariboisière n'hésite pas à répondre par la négative, en s'appuyant sur l'observation de malades successivement envoyés à Vichy et à Carlsbad. Pour lui, Vichy s'applique à la généralité des diabétiques arthritiques, et Carlsbad ne doit être préféré que dans des cas spéciaux, bien déterminés.

Faisant appel à son expérience clinique personnelle, il définit nettement les indications et les effets des deux stations fameuses, que nous allons tâcher de résumer ici, non sans enlever de leur valeur à ces pages. A Carlsbad reviennent les diabétiques obèses, hémorrhoïdaires, avec dyspepsie intestinale, constipation rebelle ou diarrhée tenace, dont le foie, la rate et les reins sont congestionnés ou altérés, ceux en un mot qui sont atteints de stase veineuse ou pléthore abdominale. Dans ces cas, l'action altérante et déplétive de ces eaux trouve son indication, pourvu que l'organisme ait assez de vitalité pour résister à leur influence perturbatrice. Dreyfus-Brisac a en effet constaté maintes fois que beaucoup de malades, ceux d'un certain âge surtout, sont éprouvés d'abord par cette cure, et que s'ils en reviennent améliorés au point de vue de leur glycosurie, c'est avec une dépression marquée des forces, de l'anémie, des sensations vertigineuses, etc... Une cure d'air dans les montagnes à altitude modérée est alors à recommander.

La réserve dont l'auteur fait preuve à propos de Carlsbad s'impose surtout à la clientèle française, à tempérament plus nerveux et moins congestif que la race anglo-saxonne, celle-ci étant, par suite, plus tributaire de ces eaux à cause de sa constitution et de son genre de vie.

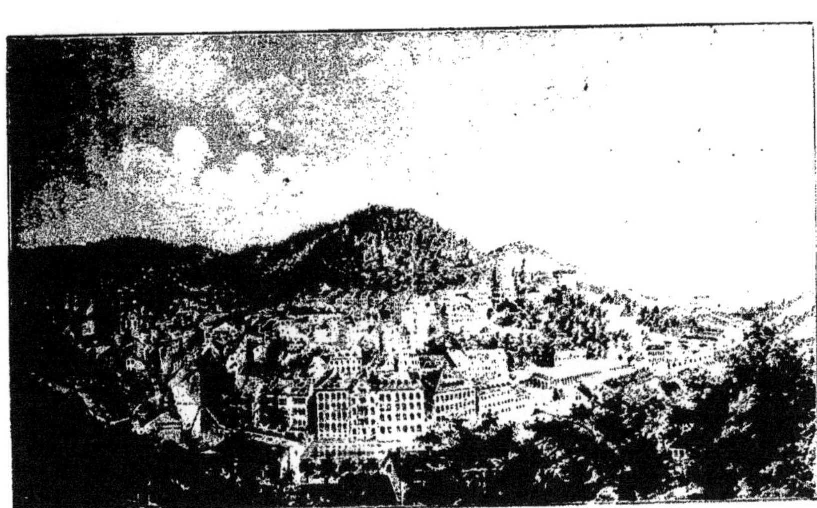

Vue générale de Carlsbad.

Les diabétiques français, dit-il, trouvent plus de bénéfice à recourir aux eaux de Vichy, de Vals, du Boulou, toutes moins perturbatrices que celles de Carlsbad, mieux employées aussi, et n'amenant guère l'asthénie qui a pu faire naître la légende de la cachexie alcaline.

Mais toutes sont contre-indiquées chez les individus affaiblis ou neurasthéniques, ou déprimés et présentant de l'hypoazoturie

Marienbad.

Dans ces cas, Marienbad vaut mieux. Peu éloignée de Carlsbad, dont elle se distingue par la température peu élevée de ses sources, qui sont également fort nombreuses et variées, cette station convient surtout aux diabétiques gras et pléthoriques, qu'il faut cependant éviter de trop affaiblir par le régime local spécialement dirigé contre l'obésité, pour laquelle la réputation de Marienbad est considérable.

Tarasp-Schulz.

A côté de ces deux stations autrichiennes, Dreyfus-Brisac recommande, comme répondant aux mêmes indications, la station alpestre suisse de Tarasp-Schulz, dont les nombreuses sources alcalines et ferrugineuses, combinées avec l'action de l'altitude (1200 m. et d'un climat tonique et régulier, amélioreront les diabétiques épuisés.

Neuenahr.

En Prusse, la station de Neuenahr, que signale aussi le docteur Mœller, avec ses eaux alcalines gazeuses, chaudes, et son climat doux, qui la rapprochent de Vichy, a acquis la réputation d'être spéciale contre le diabète.

Ems.

Il en est une autre, connue depuis longtemps sur le terrain qui nous occupe, à laquelle nous devons consacrer quelques lignes : nous voulons parler de la station d'Ems, dans le comté de Nassau.

Avec ses vingt sources d'eaux alcalines et chlorurées, qui sont peut-être les plus célèbres de l'Allemagne, elle répond à bien des indications, dont la plupart ont trait aux affections des voies respiratoires ; mais depuis longtemps aussi elle est réputée pour la cure du diabète. Dans son *Examen comparatif des principales eaux de l'Allemagne et de la France*, le savant Dr Rotureau ne parle du diabète qu'à propos d'Ems, dans un passage où il dit que : « sont traités avec succès à ces sources,... tous ceux qui ont un diabète sucré, principalement quand ils ont un tempérament lymphatique ou qu'ils sont tombés dans une anémie ou une cachexie consécutives, dues au progrès ou au traitement de leur maladie. » Il est vrai qu'à la fin de son travail, dans ses conclusions, il fait figurer le diabète sucré parmi les affections relevant des eaux bicarbonatées et chlorurées sodiques d'Ems, de Royat et de Saint-Nectaire. Ces deux stations françaises seraient donc, d'après Rotureau, indiquées depuis plus de vingt ans contre le diabète !

Cependant, un autre maître en hydrologie, le Dr Labat, dans un *Parallèle entre Ems et Royat*, qu'il a communiqué à la Société d'hydrologie, en 1878, ne mentionne pas le diabète parmi les maladies soignées à ces stations ; c'est à peine s'il écrit, en passant, cette phrase : « J'ai entendu dire au Dr Laugaudin qu'il avait traité avec succès quelques cas de diabète (à Royat). »

Quoi qu'il en soit, la réputation des eaux d'Ems dans le traitement du diabète est des mieux établies, et nous ne pouvons que répéter avec le Dr Dreyfus-Brisac, pour en bien déterminer les applications, qu'Ems possède une

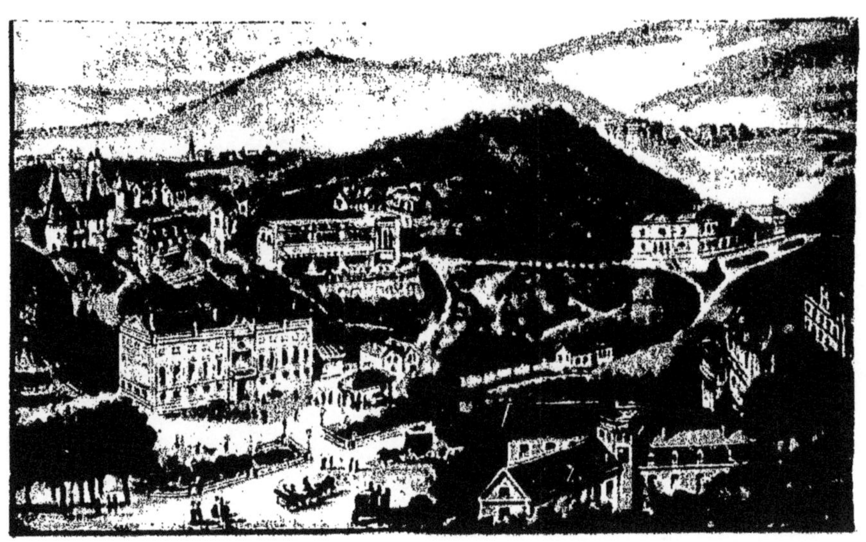

Vue générale de Châtel-Guyon.

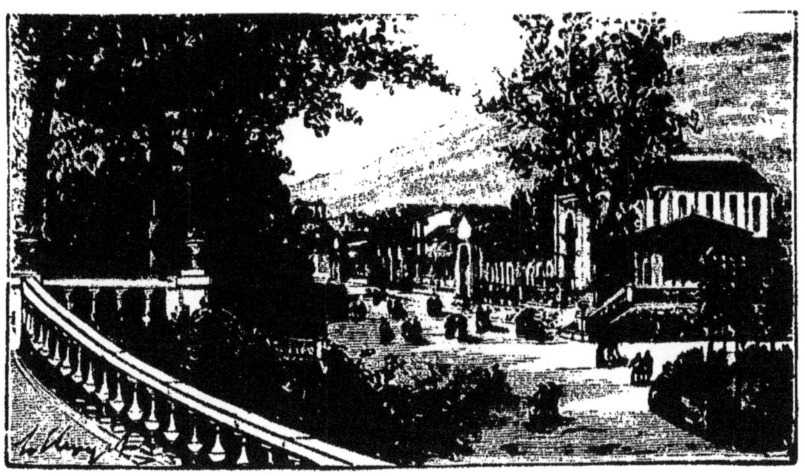

Établissement thermal et parc de Royat.

indéniable efficacité contre les manifestations arthr
portant sur les voies respiratoires, à type catarrhal,
à cet égard être préférée à sa congénère française,
par contre, le Mont-Dore reste la station de choix lo
existe surtout des phénomènes congestifs du côté de
ches, ou des troubles asthmatiformes. Nous verro
traitant des complications du diabète, qu'il existe un
classe d'eaux minérales capables de rendre les mêm
vices dans les maladies broncho-pulmonaires qui atte
si souvent les diabétiques.

Comptant consacrer plus loin une étude sépar
eaux minérales des pays latins du sud de l'Europe qu
recommandées contre le diabète, nous arrêterons l
excursion sur les eaux étrangères de l'est de la F
en dehors de laquelle nous avait entraîné la réputat
Carlsbad et de ses similaires dans la cure de cette n
dystrophique.

Toutefois, en revenant à nos eaux françaises, nous
lerons d'abord celles qui se rapprochent le plus, p
composition et leurs effets, des eaux antidiabétiqu
mandes.

Châtel-Guyon.

A Châtel-Guyon, dans le Puy-de-Dôme, existent
vingt sources alcalines et salines, à température
de 24° à 38°, dont deux, les sources Duval et S
peuvent être classées, ainsi que l'a fait le D' Mœller,
des eaux d'Ems, de Tarasp et de Carlsbad. Le D'
Deschamps y a observé plusieurs diabétiques anémi
torpides, qui ont retiré de ces sources des bénéfices
au point de vue tonique général et au point de vu
glycosurie. Chez l'un d'eux, pendant trois ans, le su
variait, à l'arrivée, entre 30 à 35 grammes par jour,
dait à 2 ou 4 grammes au départ.

De son côté, le D' Voury y a obtenu des amélio

sensibles chez des diabétiques venus exprès pour soigner leurs accidents, ou pour tout autre motif.

Plus récemment, une substantielle *Etude sur les eaux minérales de Châtel-Guyon*, due au Dr L. Vibert, est venue nous rappeler que Gubler préconisait ces eaux dans le dia·bète, comme régulatrices des fonctions digestives et adjuvantes de la transformation du sucre en acide carbonique : elles remédient aussi à la constipation. Le professeur de thérapeutique de Paris a déclaré, devant la Société d'hydrologie, qu'il en avait retiré de très bons effets, non seulement dans la cure du diabète sucré, mais même de l'albuminurie.

Il rapprochait pratiquement de ces eaux celles de Saint-Nectaire que le Dr Danjoy recommandait *à priori*, ainsi que leurs voisines de Châteauneuf, contre le diabète, par analogie de composition avec celles de Royat et de la Bourboule.

Ce serait peut-être ici le lieu de parler de ces stations ; mais nous aimons mieux les étudier à titre d'eaux chlorurées ou arsenicales, avec les autres eaux d'Auvergne, et nous revenons aux eaux simplement bicarbonatées, et d'abord aux eaux bicarbonatées calciques.

Eaux bicarbonatées calciques.

Pougues.

Après les eaux alcalines sodiques, auxquelles nous venons de consacrer quelques pages concises, nous examinerons celles qui s'en rapprochent le plus à tous égards, les bicarbonatées à sels de chaux, à la tête desquelles se placent les eaux de Pougues, dans la Nièvre. Il y a trois sources froides renfermant plus de 5 grammes de sels minéralisateurs par litre.

Bouchardat, Trousseau, Hardy, Jaccoud, Lecorché, Durand-Fardel, tous ceux en un mot qui se sont occupés spécialement du diabète, les ont citées avantageusement comme utiles dans la cure de cette maladie.

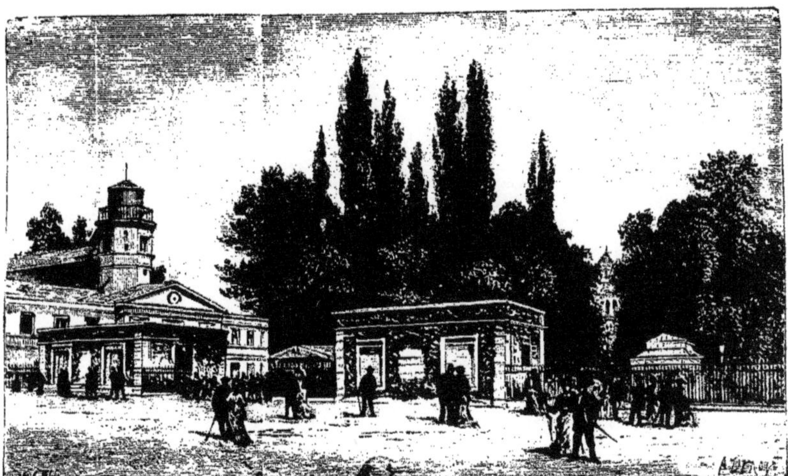

Établissement thermal de Pougues.

En 1865, dans un Mémoire présenté à l'Institut de France et où il soutenait l'identité d'origine de la gravelle, de la goutte et du diabète, le Dr Félix Roubaud, inspecteur de la station, prônait ses eaux dans le même sens.

Son successeur, le Dr Logerais fit paraître, huit ans après, une brochure spéciale au traitement du diabète sucré par l'eau minérale de Pougues (source Saint-Léger). Après avoir consacré une quinzaine de pages à l'étude du diabète en général, il envisage l'action que produisent sur lui les alcalins et particulièrement l'eau de Vichy. Les eaux de Pougues, dit-il ensuite, sont alcalines, mais à moindre degré que celles de Vichy ; par leur composition où la chaux domine, et la quantité de fer qu'elles contiennent, elles sont plus reconstituantes, et auront une action à la fois alcaline et tonique qui, dans certains cas de diabète, pourrait mieux convenir et produire peut-être un effet plus durable. Il rapporte à la suite seize observations très circonstanciées, pleines de détails instructifs, de diabètes graves, quelques-uns compliqués d'albuminurie, d'où il résulte que nombre de ces malades qui, par le régime seul, étaient parvenus à une réduction assez grande de sucre, n'ont dû qu'au traitement suivi à Pougues de le voir disparaître complétement. Ces eaux agissent surtout en améliorant les troubles digestifs qui, le plus souvent, accompagnent le diabète. Comme le Dr Logerais, le Dr Janicot et le Dr Bovet, dans leurs travaux sur Pougues, ont constaté l'heureuse influence que ces eaux exercent sur la marche du diabète et même de l'albuminurie, en portant leur action, ainsi qu'elles le font dans la gravelle et la goutte, sur le principe même de ces états morbides, sur l'acide urique. C'est à la période d'amaigrissement, de troubles de nutrition, de cachexie diabétique imminente que ces eaux conviennent plus spécialement, bien qu'elles s'approprient aussi à la période qu'on pourrait appeler florissante du diabète. Dans la période dangereuse où la nutrition baisse, les eaux alcalines à base de soude constituent, de l'avis des auteurs les plus autorisés, un danger pour le diabétique en raison de l'affaiblissement qu'elles entraînent. Sous l'action de l'eau de Pougues, bicarbonatée calcaire et ferrugineuse, on voit, dit le Dr Janicot, les phénomènes dyspeptiques diminuer ou disparaître, l'appétit revenir, et les forces se relever. Ce sont là d'ailleurs les effets bienfaisants que l'on constate un peu partout avec les eaux qui ont une réelle action sur le diabète ; mais grâce à eux, comme le disent le Dr E. Monin et le Dr Dreyfus-Brisac, le traitement doux de Pougues permet d'utiliser ces eaux dans les diabètes arthritiques légers (1), et dans les diabètes malins, de nature douteuse, où la tendance à l'asthénie et la dénutrition se manifestent.

Dans une monographie consacrée à Pougues, le Dr E. Monin insiste sur les vertus de ces eaux, et rappelle que le Dr Lecorché les place au premier rang, dans les cas de diabète à azoturie un peu marquée, comme eupeptiques et toniques, enrayant le travail de dissociation organique, faisant rapidement disparaître la polyurie, la glycosurie, la soif, arrêtant l'autophagie et produisant un constant *retrait du foie* qui coïncide avec la fin de la désassimilation du tissu à glycogène et le remontement évident de l'assimilation perturbée. Le professeur Hardy déclarait ces eaux supérieures aux bicarbonatées sodiques. C'est aussi l'avis, pour certains cas déterminés, des Drs E. Bouchut, Gouraud, Ch. Talamon, G. Lyon, Albert Robin, qui les ordonnent, comme dit ce dernier, quand l'affaiblissement du diabétique frise la cachexie et qu'il n'existe pas d'ailleurs de complications particulières.

(1) Cette même opinion a été soutenue devant la Société d'hydrologie médicale, dans une de ses discussions, par le Dr Bouloumié (de Vittel, quand il a dit que Pougues devait en réalité être conseillée de préférence à toute autre station, lorsqu'il existe des troubles digestifs chez un diabétique arthritique.

Contrexeville.

A côté de Pougues doit figurer, comme eau bicarbonatée et sulfatée calcaire, l'eau de Contrexeville. Située dans les Vosges, cette jolie station compte six ou sept sources froides, différentes, dont la plus connue est la source du Pavillon. Sa grande spécialité est le traitement de la gravelle ; c'est dire assez que les diabétiques doivent trouver à s'y soigner. Et de fait, plusieurs travaux importants ont été publiés sur le traitement du diabète à Contrexeville.

Nous allons analyser, par ordre chronologique, ceux que renferment les *Annales de la Société d'hydrologie* de Paris.

Au mois de février 1876, le regretté Dr Brongniart a publié, dans le t. XX, un travail remarquable *sur la Glycosurie arthritique*, avec six observations des plus intéressantes à l'appui.

Il rappelle d'abord que plusieurs auteurs ont signalé la coïncidence plus ou moins fréquente du diabète et de la goutte. Stosch (de Berlin), en 1828, puis Neumann, Bouchardat, Prout, Rayer, Contour ont insisté sur l'excès d'acide urique observé dans quelques urines diabétiques. Claude Bernard, Marchal de Calvi, Durand-Fardel, Charcot, ont établi cette vérité, que Brouardel a traduite dans sa thèse d'agrégation, en disant que, s'il ne faut pas faire une forme clinique du diabète goutteux, le *diabète chez un goutteux* doit donner lieu à des indications thérapeutiques spéciales. Après avoir rapporté longuement l'histoire de six de ses malades, le Dr Brongniart croit pouvoir rattacher aux mêmes causes générales l'uricémie et la glycoémie, la première amenant la goutte et la gravelle, la seconde amenant la glycosurie passagère comme dans ses observations III, IV et V, ou le diabète vrai comme dans les cas I, II et VI. Malgré tout l'intérêt qu'elles présentent et tout le plaisir que nous aurions à résumer ici ces observations, les limites de ce mémoire ne nous permettent pas d'entrer dans ces détails. Voici du moins la conclusion que

le distingué médecin de Contrexeville a cru pouvoir en
tirer. De l'examen des rapports existant entre les conditions qui amènent l'uricémie premier terme de la goutte
et celles qui produisent la glycoémie, d'où procède la glycosurie, passagère ou durable, des considérations chimico-
physiologiques auxquelles il s'est livré, il conclut à l'existence d'un état normal d'uricémie par digestion des aliments
azotés, d'un état normal de glycoémie par digestion des
aliments amylacés, et enfin d'un état normal de piarrhé-
mie par digestion des matières grasses. Si l'on suppose
l'équilibre rompu, pour une cause ou pour une autre,
dans la digestion physiologique ou l'oxydation complète
des résidus de l'alimentation amylacée, il y aura glycosurie ou diabète ; s'il s'agit des résidus de l'alimentation
azotée, il y aura la goutte ou la gravelle. D'après ses six
observations, le Dʳ Brongniart est convaincu que la glycosurie peut avoir une origine goutteuse. Il peut arriver
aussi que le diabète soit méconnu, comme il le fut dans
un cas observé par Marchal de Calvi, et que le Dʳ Brongniart
relate avec détails en terminant sa communication.

Ce compte rendu eût été mieux à sa place peut-être au
chapitre de la pathogénie du diabète ; mais comme il s'a-
git d'observations prises à Contrexeville, nous avons jugé
préférable de les résumer ici, et de montrer de la sorte que
l'hydrologie sait parfois sortir du cadre étroit des observations locales et s'élever à des conceptions d'ordre général
et de pathogénie plus étendue.

Ce même sujet a été repris, huit ans plus tard, devant la
même Société, par le Dʳ Debout d'Estrées, qui est venu fournir quelques nouveaux faits observés par lui, et l'occasion
de les discuter. Durand-Fardel, dans un article du *Progrès
médical* que nous avons examiné en traitant de la théorie
du diabète, et qui répondait à un travail du Dʳ Cornillon
sur les rapports du diabète avec l'arthritis, a nié ses relations avec la gravelle urique et la goutte. Aux arguments
du médecin de Vichy, le Dʳ Debout oppose la clinique de

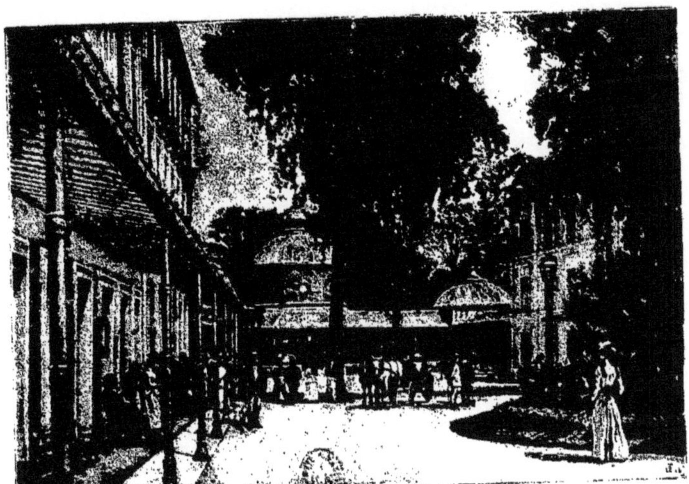

Établissement therma de Contrexeville. (*Barette du Pavillon*)

Contrexeville, dont les résultats dans le diabète ne s'expliqueraient, d'après lui, que par une communauté d'origine du diabète avec la diathèse urique.

Pas plus que pour les observations cliniques que nous avons rencontrées au cours de ce travail, et que, malgré notre désir, nous n'avons pu songer à résumer, nous ne pouvons donner un aperçu, qui aurait été cependant des plus instructifs et intéressants, des dix cas de diabète traités à Contrexeville, que le Dr Debout rapporte avec des détails précis, des analyses multipliées et concluantes. Force nous est de nous contenter de dire, avec notre érudit confrère, que de ces faits résulte la preuve de la coïncidence constante de l'expulsion de l'acide urique avec la diminution du sucre dans les urines diabétiques. Il y a donc lieu de conclure que : 1° l'efficacité des eaux de Contrexeville dans le diabète est indéniable ; 2° cette action s'explique par l'élimination de l'acide urique ; 3° ces faits donnent raison à la théorie de Marchal de Calvi sur l'identité de nature de la goutte et du diabète, subordonnés tous deux à la même unité morbide, la diathèse urique.

Nous avons vu plus haut, au sujet des théories du diabète, quelle réponse le Dr Durand-Fardel avait opposée à ces conclusions.

Dans un travail posthume du docteur Brongniart, inséré dans le t. XXXII des *Annales de la Société d'hydrologie*, en 1887, et relatif aux *indications et contre-indications du traitement hydro-minéral de Contrexeville*, nous trouvons pour ainsi dire un résumé excellent des opinions émises dans son premier mémoire, et que douze années de pratique avaient consolidées. En voici la substance : « Les malades atteints de diabète vrai, cachectiques, émaciés, dont la langue est sèche, dont l'haleine exhale cette odeur pénétrante due à l'acétonémie, dont les forces sont abolies, ne tirent aucun bénéfice de la cure minérale qu'ils font pourtant avec plaisir ; car, si leur soif se trouve momentanément calmée quand ils boivent l'eau minérale, leurs urines restent pâles, denses et fortement sucrées. Dans la journée et pendant la nuit, la soif les tourmente de nouveau, et ils nous quittent aussi malades qu'ils étaient arrivés ; heureux si l'épuisement cachectique ne les tue pas au moment où ils se préparent à rentrer chez eux... Au contraire, les glycosuriques ou diabétiques goutteux, chez lesquels la glycosurie n'est qu'un symptôme de leur diathèse, se comportent tout différemment avec le traitement thermal. Nous avons vu le sucre diminuer rapidement, ou disparaître de leurs urines pendant la cure, sans qu'ils dussent s'astreindre à un régime particulier, mais en ayant soin d'éviter les excès de sucreries et de farineux. En même temps leur état général souvent très déprimé se remonte, leur appétit devient plus franc, la soif et la sécheresse de la bouche disparaissent, l'énergie renaît, et le sommeil n'étant plus troublé par la polyurie devient réparateur. La densité des urines s'abaisse ; en outre, sous l'influence du traitement minéral, on voit s'y produire les dépôts uriques abondants et de bon aloi. . . . .

« En un mot, autant les diabétiques vrais ont peu à espérer du traitement de Contrexeville, autant les glycosuriques ou diabétiques goutteux sont certains d'en tirer les meilleurs effets, et de rentrer chez eux guéris de leur manifestation goutteuse anormale. »

Le Dr Debout d'Estrées a encore une fois confirmé les assertions du Dr Brongniart, lorsque, dans sa causerie-conférence faite, le 27 août 1888, devant la caravane hydrologique organisée par la Société française d'hygiène, il disait à propos du diabète : « C'est dans le diabète goutteux, que l'on rencontre d'ailleurs 90 fois sur cent, que Contrexeville est nettement indiqué. On ne connaît pas assez cette application pourtant si rationnelle de l'eau de la source du Pavillon... La clinique montre que tout diabétique qui rend de l'acide urique voit son sucre disparaître sous l'influence de la cure de Contrexeville. — Les diabétiques qui n'expulsent pas d'acide urique, et ils sont

fort rares, voient leur sucre diminuer et jamais dispa
raître... L'opinion de Marchal de Calvi, sur la communauté d'origine du diabète et de la diathèse urique, n'a pas
de meilleur critérium... »

Deux ans auparavant, le Dr Boichox avait défendu les
mêmes idées dans son travail sur la diathèse urique et le
diabète goutteux, travail imprimé à Bruxelles.

En somme, l'utilité et les indications de la cure de Contrexeville dans le diabète se trouvent aujourd'hui nettement
définies, et elles se limitent au diabète goutteux ou, si l'on
veut, au diabète chez les goutteux.

Eaux sulfatées.

Capvern.

Bien que située dans une tout autre région que Contrexeville et fort éloignée d'elle, la station de Capvern lui
ressemble assez dans ses applications thérapeutiques et par
la nature de ses eaux, pour qu'elle ait été appelée le Contrexeville du Midi. Il es' donc assez naturel que nous l'étudiions de suite après cette dernière. Placée au fond d'un
ravin, sur les flancs du plateau de Lannemezan, en face et
à petite distance des Pyrénées, Capvern possède deux sources alimentant deux établissements différents, séparés par
un assez grand espace, la Hount-Caoute et le Bouridé, ayant
24 à 25° de température, toutes deux sulfatées mixtes, à
bases de chaux, de soude et de magnésie. Le Dr Ticier présenta, en décembre 1874, à la Société d'hydrologie, un mémoire sur le traitement du diabète sucré à Capvern : le
compte rendu en fut fait par le Dr Caulet, et nous ne connaissons ce travail que par ce qu'en a dit son rapporteur
dans les *Annales de la Société*. Partant de l'idée théorique
que toute médication tonique, reconstituante, et en même
temps stimulante de l'innervation, devait agir efficacement
contre le diabète, le Dr Ticier a considéré comme très in

diquée la cure de Capvern. Le succès a répondu à son attente, et après quatre années de pratique thermale, il a pu recueillir neuf observations lui permettant de conclure que Capvern offre au médecin des ressources palliatives, sinon curatives du diabète. Tous ses malades furent soumis à la boisson, aux bains et douches de Hount-Caoute, et, sauf un, au régime classique de la glycosurie. Dans les trois premières observations, la cure a dissipé tous les malaises et fait disparaître à peu près complètement le sucre de l'urine. Dans les deux suivantes, elle a eu peu d'effet, diminuant seulement le sucre de 11 à 8 grammes et de 33 à 28 grammes par litre, en dix jours. Les quatre autres fois enfin, la cure a produit une amélioration notable, un amoindrissement sensible de tous les symptômes, faisant tomber les quantités de sucre de l'urine de 68 grammes à 36, — de 40 à 18, — de 75 à 58, — de 89 à 41. Ces observations intéressantes prouvent assurément que Capvern peut être fort utile aux diabétiques ; mais elles ont paru incomplètes et en nombre insuffisant au Dr Caulet pour légitimer une assimilation de Capvern à Vichy et Carlsbad dans la cure du diabète.

Dans un travail publié par la *Revue médicale d'hydrologie pyrénéenne*, en 1886 (tome III), le Dr Delfau, dont la compétence spéciale en matière d'uropathologie est bien connue, a donné le diabète comme une des indications formelles et particulière de Capvern, et il a soutenu que, moins par sa composition chimique que par ses propriétés physiologiques et ses vertus curatives, la station sulfatée calcique des Hautes-Pyrénées mérite mieux le nom de Carlsbad français que celui de Contrexeville du Midi, ou de Vichy des Pyrénées. Pour lui, ces eaux agissent sur le diabète comme celles de Contrexeville et de Vittel, en modifiant heureusement la diathèse arthritique et relevant la nutrition générale, qui ont leur part d'influence dans la production de la glycosurie.

Le Dr Sancery a publié de son côté une bonne étude du diabète sucré aux eaux de Capvern : il fait reposer sur la théorie de Claude Bernard la base de son traitement thermal pour l'amélioration ou la guérison de la maladie diabétique. Admettant que cette maladie est produite par une lésion nerveuse qui entraîne un affaiblissement nerveux, une usure nerveuse, ou tout au moins une fatigue ou une espèce de paralysie des plexus fournis par le grand sympathique, il range le diabète à côté de la chlorose, et, à l'exemple de Burq, il le considère comme une maladie nerveuse. Pour le guérir, il faut donc vivifier le malade, redonner au système nerveux la force qu'il a perdue, et rétablir les fonctions languissantes en améliorant la respiration ; aussi le Dr Sancery fait-il jouer un grand rôle à l'air oxygéné de Capvern qui vient en aide à l'action de ses eaux. Il pourrait citer des observations, qui se ressembleraient toutes : elles lui permettent d'affirmer que la cure du diabète à Capvern produit des effets analogues à ceux observés par Durand-Fardel à Vichy.

Dans son mémoire couronné par la Société de médecine d'Anvers, le Dr E. Monin faisait une mention hors pair pour l'eau de Capvern, justement fameuse, disait-il, dans les fastes de la diabétothérapie. Résumant les effets de la Hount-Caoute signalés par Ticier, il déclarait que cette eau s'applique notamment aux anémiques, aux diabètes par épuisement. Les contre-indications résident surtout dans les lésions cardio-pulmonaires. Il comparait son action à celle de Salins, qui, d'après les travaux du Dr Dumoulin, agit principalement en favorisant la nutrition interstitielle.

Le Dr Dreyfus-Brisac place Capvern à côté de Contrexeville, de Vittel, de Martigny, et réclame pour ces eau les diabètes associés à la goutte et à la gravelle urique. De son côté, le Dr A. Robin recommande Capvern dans le diabète des goutteux et des graveleux francs et dans celui qui alterne avec des manifestations uricémiques.

Bagnères-de-Bigorre.

A côté de Capvern doit prendre place à tous égards, topographiquement et médicalement, la station d'eaux sulfatées calciques magnésiennes et ferrugineuses de Bagnères-de-Bigorre. La découverte et le dosage de l'arsenic, dus à MM. les Drs de la Garde, achèvent de la désigner comme devant servir au traitement de certains diabétiques. Jolie petite ville, située à l'entrée de la belle vallée de Campan, Bagnères, avec ses nombreuses sources thermales, très abondantes et variées, leur offre toutes les conditions désirables pour une cure efficace et complète. L'analogie de composition de ses sources salines avec celles de Capvern et de Contrexeville explique la similitude d'action. Aussi ne sommes-nous pas surpris de trouver dans le *Manuel médical de Bagnères-de-Bigorre*, édité en 1875 par le Dr Alban de la Garde, un tableau clinique comportant une période de sept ans, où nous relevons onze cas de diabète soignés pendant ce temps dans cette station, et parmi lesquels figurent avec honneur deux malades guéris, huit très améliorés, et un amélioré simplement. Pas d'insuccès! Nous regrettons de ne pas avoir d'autres détails. Mais nous trouvons dans un autre ouvrage tout récent sur Bagnères, dû à la plume sobre et élégante du Dr Gandy, une excellente page sur le diabète et sa cure par les eaux de la localité. Nous ne résistons pas au plaisir de citer presque en entier ce passage du livre intitulé « les Névropathes à Bagnères-de-Bigorre », qui relie cliniquement, pouvons-nous dire, cette station à Capvern dont nous venons d'esquisser les titres comme les vertus antidiabétiques.

« Le diabète sucré, écrit le Dr Gandy, a droit à une mention dans cette étude ; il confine, par certains côtés, au domaine des maladies nerveuses, et il donne lieu à des accidents nerveux qui ont été décrits : névralgies symétriques (Worms), perte du réflexe rotulien (Bouchard), vertiges, etc...

Les bains calmants et toniques, les douches tempérées, et, de préférence, froides, quand le malade peut les supporter, produisent de bons effets sur les diabétiques, — *il nous est donné de le constater tous les ans. Nos eaux sulfatées calciques, prises en boisson, agissent d'ailleurs comme les eaux de Contrexeville et de Capvern, dans les cas où les eaux alcalines sont contre-indiquées. Nos eaux ferrugineuses apportent leurs propriétés reconstituantes, et le principe arsenical intervient de son côté avec l'action spéciale qui lui a été attribuée, dans le traitement du diabète. »*

Ces assertions, logiquement déduites des faits, sont confirmées par la pratique et les écrits des autres médecins de la station, D⁻ Couzier, D⁻ Dejeanne, etc., et c'est avec raison que les livres spéciaux, comme celui du D⁻ E. Monin, ou généraux, comme celui du professeur F. Garrigou, font figurer Bagnères dans la nomenclature des eaux anti-diabétiques.

La présence de l'arsenic dans ces eaux avait porté M. le Bret à les faire figurer à côté des eaux de la Bourboule, en leur attribuant une quantité erronée de ce principe (*Manuel des eaux minérales*, 1874). Devant le Congrès d'hydrologie de Biarritz, le D⁻ A. de la Garde rectifia cette erreur, en confirmant ses premiers dosages, qui fixent la quantité d'arsenic contenue dans l'eau de Salies, par exemple, à 0 gr. 0013 d'arséniate de chaux ; et il profita de la circonstance pour affirmer, avec plus de conviction pratique encore, les indications et les vertus des eaux de Bagnères contre le diabète.

Le D⁻ F. Garrigou les recommande comme antianémiques et antinerveuses grâce aux divers métaux dont elles sont particulièrement riches.

Dax.

Une station qui mérite d'être citée après la précédente, parce qu'elle lui ressemble à tous les points de vue : nature

et abondance d'eaux thermales sulfatées, importance balnéaire, etc., est celle de Dax. Bâtie sur l'Adour également,
Dax, avec ses richesses thermales, auxquelles sont venues
s'adjoindre les eaux salées et les eaux mères que lui procure l'exploitation d'un riche banc de sel gemme découvert
dans son sous-sol, peut prétendre à la cure du diabète. Ce
n'est pas qu'elle s'en soit beaucoup réclamée jusqu'à ce
jour, mais ses eaux sulfatées, ses eaux chlorurées, et même
ses boues lui en fournissent les moyens. La seule statistique
que nous connaissions à ce sujet, empruntée à l'ouvrage du
Dr Barthe de Sandfort, *Dax pittoresque et thermal*, p. 367,
porte que sur cinq diabètes soignés aux Thermes de Dax,
il y eut une forte amélioration, deux améliorations, et un
résultat nul. Ce n'est pas fort brillant, mais Dax peut faire
et fera mieux, surtout dans le diabète arthritique. Aussi le
Dr F. Garrigou a-t-il signalé, à ce point de vue, ses eaux
comme antianémiques et métallifères antinerveuses.

Aulus.

Sans sortir de la région pyrénéenne on rencontre, dans
l'Ariège, une autre station d'eaux sulfatées calciques, chaudes, qui s'est acquis une réputation spéciale pour d'autres
maladies, où néanmoins les diabétiques peuvent se traiter
avec profit. Aulus n'est pas bien renommé dans la cure du
diabète ; mais nous trouvons, dans une communication
intéressante du Dr Borde-Pagès au Congrès d'hydrologie de
Biarritz, la preuve de l'action de ses eaux dans cette affection. En cherchant à expliquer pourquoi les mêmes eaux
minérales peuvent être utiles pour la cure de maladies
très diverses, l'ancien inspecteur d'Aulus cite le cas d'une
dame diabétique qui, venue en 1886, dans la station, se
tenant difficilement sur ses jambes, énervée, affaiblie,
attristée par des chagrins, but jusqu'à vingt-cinq verres
d'eau par jour, et se retira forte, refaite, ayant repris l'appétit, *les urines étant à peu près dans l'état normal.*

Nous pourrions citer, dans le bassin sous-pyrénéen, les eaux d'Audinac (Ariège) et d'Encausse (Haute-Garonne) analogues aux eaux d'Aulus ou de Capvern, et capables, comme elles, de rendre à l'occasion des services aux diabétiques.

Barbazan.

Nous insisterons plus particulièrement sur les eaux de Barbazan, dans la Haute-Garonne, voisines par conséquent des dernières que nous venons de citer, au sujet desquelles M. le Dr Forment a publié, en 1894, une assez importante brochure. Il y a là trois sources sulfatées calciques, dont la minéralisation totale varie de 0 gr. 895 à 1 gr. 795 et 3 gr. 458.

Ces eaux purgatives ont produit d'excellents effets contre le diabète, et M. le Dr Forment en cite plusieurs observations, dont les résultats sont des plus encourageants. Il a vu que le diabétique répare là les désordres occasionnés par suite d'une production exagérée et insolite de sucre, lors même que le sucre ne disparaît pas totalement des urines. De même l'albuminurique voit son état s'améliorer, sans cesser de faire de l'albumine. Cependant il a été constaté quelques cas de diabète complètement guéris après un petit nombre de jours de cure. L'eau de la station s'attaquerait donc à l'état général en le relevant, et non au signe même qui sert à caractériser la maladie.

« Au reste, ajoute le Dr Forment, nous ne connaissons pas d'eaux minérales parmi celles réputées célèbres dans la cure de cette affection, qui agissent d'une autre manière. Aucune n'a sur l'élément de la maladie une action directe ; aucune ne peut donc être regardée comme l'antagoniste de la maladie. »

Vittel.

Avec Vittel, nous revenons dans les Vosges, nous rapprochant de Plombières dont nous comptons parler ensuite.

Classées par Durand-Fardel comme sulfatées mixtes, les eaux de Vittel doivent être assimilées, à tous égards, à celles de Contrexeville dont elles partagent les indications. Jusqu'en 1886, il n'avait été guère question du traitement du diabète à Vittel. Cependant avec ses quatre sources, dont l'une est dite salée parce qu'elle renferme un peu de chlorure de sodium, cette station est appelée à contribuer à ce traitement pour sa part. C'est ce qui résulte avec évidence des communications du Dr Bouloumié à la Société d'hydrologie de Paris. Pendant longtemps il a vu peu de diabétiques à Vittel, parce que, convaincu de l'efficacité de Vichy, de Vals, de Pougues, et n'ayant pas obtenu des résultats éclatants sur les premiers diabétiques qu'il a eus à soigner, il a tout d'abord déconseillé Vittel dans le diabète. Ses observations ont plus tard modifié sa manière de voir, tant sur la valeur absolue des eaux de Vichy et de Vals que sur celle de Vittel. En 1886, il affirmait que : 1° les goutteux devenus glycosuriques et même diabétiques peuvent obtenir de Vittel un effet incontestablement favorable; — 2° de même les goutteux qui présentent à ce titre des contre-indications à l'emploi des eaux alcalines fortes et au contraire des indications pour les eaux sulfatées bicarbonatées calciques ; — 3° il en est de même des diabétiques ou glycosuriques présentant des troubles de la glande hépatique, de la constipation, de la pléthore abdominale ; — 4° chez les diabétiques anciens on n'obtient que des résultats médiocres, qui cependant peuvent être considérés comme favorables en raison de l'insuccès des autres médications ; — 5° les résultats cliniques s'expliquent par la régularisation des fonctions de nutrition, des fonctions hépatiques et gastro-intestinales, et aussi par l'épuration de l'organisme par la voie rénale directement soumise à l'action du traitement hydro-minéral.

Pour confirmer son dire, le Dr Bouloumié a publié huit observations fort bien présentées, avec des analyses d'urine très détaillées que nous nous voyons forcé, à regret, de ne pas résumer ici.

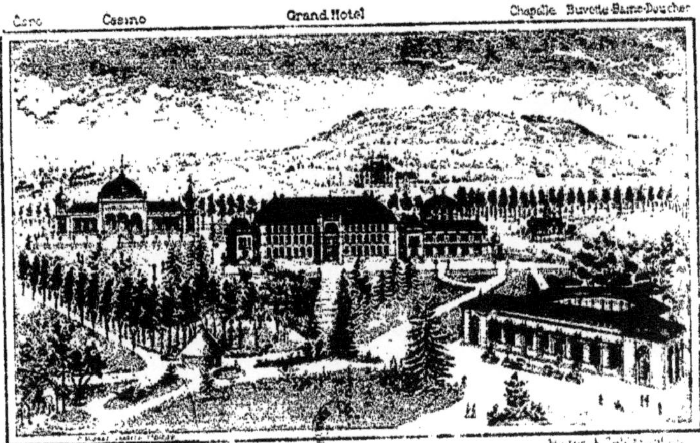

Vue générale de Vittel.

Le Dr Patézon qui, lui aussi, n'avait jamais parlé, jusqu'en 1887, du traitement possible du diabète par les eaux de Vittel, et qui n'y avait vu que par hasard des goutteux ou graveleux diabétiques, a annoncé les mêmes résultats. Depuis lors, Vittel a continué à faire ses preuves ; d'autres médecins, comme le Dr P. Rodet, l'ont affirmé aussi, et aujourd'hui ses eaux sont citées avantageusement par les spécialistes comme le Dr Monin, le Dr Dreyfus-Brisac, ou le Dr A. Robin, pour leurs vertus antidiabétiques. Au dire de ces derniers, Vittel se range entre Contrexeville et Capvern pour le traitement du diabète associé à la goutte ou à la gravelle.

Remoncourt.

Dans cette même région de l'Est se rencontrent également les eaux de Remoncourt, dont l'une, la Bienfaisante du Rey, a, depuis plusieurs années, fait ses preuves contre le diabète.

Martigny.

Nous en rapprocherons les eaux de Martigny, au sujet desquelles ont été publiées, notamment par le Dr Dedet, quelques observations de glycosuriques qui se sont bien trouvés de leur usage.

Eaux indéterminées.

Après ces stations, il est une classe d'eaux sur lesquelles notre esprit se porte, et dont les représentants les plus connus sont Plombières et Néris. On les appelle des eaux indéterminées, inermes, parce qu'il n'y a guère dans leur composition d'élément prédominant, et que leur action elle-même n'est pas des plus nettes. C'est pour cela sans doute qu'elles sont peu utilisées contre le diabète, quoique leurs applications à la cure des rhumatismes et des maladies urinaires soient des plus fréquentes. Nous n'avons rien trouvé dans la littérature hydrologique qui signalât les deux stations que nous venons de nommer à notre point de vue. Ainsi le diabète n'est même pas cité dans le livre assez important que le Dr Morice a consacré, il y a quelques années à peine, aux eaux de Néris.

Le Neubourg.

Mais nous croyons pouvoir faire figurer à cette place une eau dont les vertus antidiabétiques ont été annoncées au Congrès de l'Association française pour l'avancement des sciences, dans sa session tenue à Pau, au mois de septembre 1892. M. Ed. Ferray, d'Evreux, a fait connaître à la fois l'existence de l'eau *oxygénée* du Neubourg, et son action contre le diabète. La petite ville du Neubourg est située sur un plateau élevé du département de l'Eure. La source jaillit au fond d'un puits d'une trentaine de mètres de profondeur. L'analyse de l'eau a montré la présence de l'oxygène en quantité anormale, 11 cc. 25 par litre, celle de carbonate de chaux, de *nitrate* de magnésie, de sulfate et de *phosphate* de chaux, etc., la totalité des principes salins n'atteignant pas tout à fait un gramme. C'est l'eau la plus riche connue en oxygène dissous. Des diabétiques ont fait usage de cette eau. Certains, qui avaient déjà suivi les médications ordinaires sans en avoir éprouvé d'effet, ont vu leur situation améliorée. Deux sont arrivés à la disparition complète du sucre des urines. Chez les autres, on a pu constater une amélioration considérable : l'un, de 76 grammes de sucre dans les 24 heures, est passé à 20 gr. ; d'autres, de 155 à 73 gr., — de 69 gr. 75 à 47 gr. 25. L'explication du mode d'action est plus difficile à trouver. M. Ferray attribue ces effets en partie au volume exceptionnel d'oxygène dissous.

Dans la discussion de ce mémoire, le Dr Meunier et le Dr Duhourcau ont songé, l'un à mettre en cause le régime des malades, l'autre à s'enquérir s'il existait dans l'eau du Neubourg de la lithine et de l'arsenic : quelques centigrammes de ces substances pourraient, en effet, expliquer, tout aussi bien que l'oxygène, l'action spéciale de cette eau. L'analyse n'en fait pas mention. Nous retrouverons plus loin l'influence de ces deux composants dans les eaux antidiabétiques.

Évian.

De cette nouvelle venue dans l'art de guérir, nous rapprocherons les eaux moins minéralisées, mais plus connues, d'Évian. Faiblement bicarbonatées calciques, laissant à peine 31 centigr. de résidu salin, ces eaux, situées sur le bord méridional du lac de Genève, ont fait leurs preuves contre le diabète, et elles sont signalées par les auteurs. Le Dr E. Monin les indique spécialement dans le diabète avec polydipsie marquée qui a résisté aux cures alcalines. Avec celles de Pougues, ou de Sail-les-Bains, le Dr Dreyfus-Brisac les conseille surtout pour déterminer une sorte de nettoyage à grande eau de l'organisme, et comme convenant particulièrement aux arthritiques hypoazoturiques. Dans un livre qu'il leur a consacré, en 1886, le Dr Taberlet a étudié avec soin leur action sur le diabète. Ces eaux conviennent dans les cas où il faut, d'une part. activer la polyurie, d'autre part demander leur concours aux mutations fonctionnelles et aux mutations respiratoires, pour hâter la combustion du sucre excédant. « Ce triple résultat est précisément le triomphe de la station éviannaise. » On y trouve heureusement réunis les leviers principaux de la cure du diabète : l'entraînement facile du sucre non utilisé, l'accélération des actes de la désassimilation, produits par l'eau minérale, une hématose active dans un air pur, richement oxygéné et sédatif, et enfin les pratiques de l'hydrothérapie les mieux adaptées au but poursuivi. Par une série d'expériences très bien conduites sur le mode d'action de la source Cachat, le Dr G. Bordet est venu expliquer en partie ces bons résultats de la cure d'Evian.

Eaux ferrugineuses.

Nous placerons ici la classe des eaux ferrugineuses, dans laquelle nous ne trouverons pas des eaux à proprement parler antidiabétiques, mais dont la plupart sont cependant utiles pour combattre l'anémie, l'affaiblissement et la cachexie qui accompagnent si souvent le diabète. Il ne faut pas oublier que, dans cette maladie, elles peuvent rencontrer leurs contre-indications comme dans toute autre, et que l'existence de lésions tuberculeuses, surtout dans les poumons, doit rendre très circonspect et réservé dans leur emploi. En revanche, quand le diabétique aura été amélioré par une autre médication, soit pharmaceutique, soit hydro-balnéaire, les eaux ferrugineuses aideront à compléter son remontement, comme disait Bordeu, à le ramener à l'état normal, que le sucre ait disparu ou non complètement de ses urines. Sous l'influence de ces eaux on peut même voir les dernières traces de la glycosurie se dissiper, à mesure que l'organisme achève de se rétablir.

Il est rare qu'on dirige spécialement les diabétiques sur une station ferrugineuse ; aussi la littérature de ces stations sur le diabète est-elle pauvre. Mais ces eaux sont plus souvent utilisées au domicile du malade, comme eau de table plus particulièrement, à titre d'adjuvant ou de complément de la médication et du régime appropriés. Nous ne croyons pas devoir, dans ces conditions, nous étendre beaucoup sur chacune de ces eaux, ni leur consacrer des considérations spéciales. Qu'il nous suffise de signaler comme très recommandables aux diabétiques, les eaux ferrugineuses françaises d'Orezza, de Forges, de la Reine du Fer, d'Andabre, de Sylvanès, de Bussang, de Rennes dans l'Aude, et quelques autres, qui sont disséminées sur tous les points du pays, depuis la Corse jusqu'en Normandie et les Vosges, aussi bien que dans le centre ou dans la région pyrénéenne de la France.

A l'étranger on utilise avec avantage les eaux de Spa ou de Court-Saint-Etienne, en Belgique, les eaux de Gastein, de Pyrmont, d'Antogast, de Hombourg, en Allemagne, où elles ont été vantées par bien des médecins, par le Dr Helfft, notamment, à ce que nous a appris M. Durand-Fardel.

Nous verrons que les eaux ferrugineuses sont aussi recommandées contre le diabète, en Espagne et en Portugal.

Le Dr Dreyfus-Brisac fait jouer un rôle spécial à cette classe d'eaux dans le traitement des diabètes nerveux et pseudo-arthritiques avec excitation ou anémie, et dans celui qu'il appelle malin, qui est le diabète maigre d'autres auteurs, ou la période cachectique du diabète ordinaire. Quand, dit-il, les symptômes cachectiques commencent à apparaître, les eaux antidiabétiques proprement dites sont plus dangereuses qu'utiles, et l'on doit se borner à soutenir les forces, à relever l'état général du malade. Souvent d'ailleurs on arrive de la sorte, par voie indirecte, à diminuer la glycosurie, et ce qui importe plus, à atténuer les divers phénomènes morbides connexes à l'hyperglycémie. Les eaux ferrugineuses possèdent alors une réelle efficacité. Mais à l'action de la cure hydrominérale il faut, dans ce cas, joindre celle tout aussi importante de l'altitude, et tenir compte, dans le choix à faire, autant des conditions climatériques que de la richesse de telle ou telle source en principes ferrugineux.

Or, ce sont les altitudes moyennes, de 500 à 1000 mètres, qui conviennent le mieux aux diabétiques. A ce titre, Bussang, dans les Vosges, les sources du massif de Kniebis, dans le grand-duché de Bade, dont Rippoldsau est la plus fréquentée, sont préférables à Forges, à Spa, et même à Schwalbach. Quant à Saint-Moritz, situé dans la Haute-Engadine, en Suisse, à 1800 mètres d'altitude, il offre à la fois aux diabétiques ses eaux vraiment actives et son climat alpestre par excellence qui, pendant l'été, convient mieux, comme d'ailleurs celui des montagnes en général, que le séjour aux bords de la mer, aux diabétiques fatigués et affaiblis. Quelques-uns cependant se trouvent incommodés à ces hauteurs.

Le Dr Dreyfus-Brisac signale encore, en fait d'eaux ferrugineuses aux hautes altitudes, la station de Morgins, au val d'Illiez, en Suisse, dont l'exposition est suffisamment abritée et qui jouit d'un climat tonique.

Il ne serait pas difficile de trouver en France, dans les Pyrénées, les Alpes, ou même dans le plateau central, des stations de montagne ayant à leur portée des eaux ferrugineuses, et qui viendraient augmenter les ressources de ce genre qu'offre Bussang aux diabétiques.

L'étude des cures d'air dans le diabète n'entre pas évidemment dans le programme de ce travail. Il nous sera bien permis néanmoins de rappeler ce que le professeur Jaccoud a dit dans ses cliniques du séjour des hautes altitudes : d'après lui, les conditions sont tellement modifiées dès 1500 mètres, dans l'Europe centrale, que toute la modalité de la nutrition est changée. Il a vu plusieurs fois de pareilles résidences, sans autre chose que des promenades, amener la disparition du sucre chez des diabétiques qui n'étaient plus à la période amylacée.

En hiver, il y aura, dit aussi le Dr Dreyfus-Brisac, grand avantage à envoyer ces malades dans certaines stations méridionales, où ils sont moins exposés aux refroidissements que dans les régions froides et même tempérées, et où en outre ils peuvent mener plus facilement la vie en plein air et l'existence active qui leur sont si utiles.

C'est là, ajouterons-nous, le grand avantage que présentent les stations du midi de la France, soit dans la région de l'Océan et des Pyrénées, soit dans la région méditerranéenne ; mais il faut que les diabétiques trouvent dans ces résidences des conditions matérielles et morales qui ne leur fassent pas regretter leurs foyers. Les conditions accessoires de l'état des malades devront entrer en ligne de compte pour le choix à établir de ce séjour hivernal. Le séjour au bord de la mer, ce qui n'est pas tout à fait la même chose que les bains de mer, a été recommandé par Jaccoud aux diabétiques, comme étant moins fatigant pour eux que le séjour dans les hautes altitudes. L'exercice, la vie au grand air, la gymnastique au besoin, même la simple gymnastique en chambre, et en tout cas la gymnastique pulmonaire, c'est-à-dire une respiration convenablement et intelligemment faite, aideront puissamment l'action reconstituante de l'air marin. Il y a cependant des malades auxquels ce séjour trop prolongé sur les bords de la mer, même en été, finit par être incommode et pénible : cela tient sans doute à leur état névrosthénique habituel qui les rend plus sensibles aux influences de l'atmosphère salée et agitée, plus particulièrement sur les plages trop découvertes. A ceux-là, le séjour des montagnes ou des stations d'eaux moyennement élevées sera préférable : il appartient au médecin de combiner pour le mieux l'action de l'air pur et revivifiant avec celui d'une eau minérale rationnellement indiquée.

Eaux arsenicales. — Eaux lithinées et chlorurées d'Auvergne.

Ces considérations sur le séjour des montagnes à conseiller aux diabétiques nous serviront de transition naturelle pour arriver aux eaux d'Auvergne, dont certaines ont une physionomie propre, qu'on a classées à part sous le nom d'eaux arsenicales, qui ont une action reconnue sur le diabète, et pour ce motif, méritent une attention sérieuse et d'assez longs développements. Nous nous arrêterons en particulier sur trois d'entre elles, le Mont-Dore, la Bourboule et Royat.

Un des premiers médecins qui ont attiré la faveur de leurs

confrères sur les eaux d'Auvergne en vue de soigner le dia
bète, est le regretté Danjoy qui, dans ses travaux ou dans
les discussions auxquelles il a pris part, au sein de la Société
d'hydrologie, a cru pouvoir établir comme une loi, disait-il,
l'efficacité des eaux du plateau central de la France dans les
anomalies de nutrition causées par la glycémie. Cette action
serait due, d'après lui, à la minéralisation qui leur est commune, et surtout au bicarbonate de soude, au chlorure de
sodium, à l'arsenic et à la lithine, dont le Dr Martineau,
après le professeur Rouget, a tant prôné l'association. La
lithine a été dosée dans ces diverses sources par M. Truchot,
qui l'a traduite en chlorure de lithium, dont la quantité y
varierait entre 8 et 35 milligrammes. Il y en a moins dans
les eaux de Vichy et de Vals (de 15 à 22 milligr.) L'arsenic a
été retrouvé, en quantité variable, dans toutes les eaux minérales d'Auvergne: il en est peu d'ailleurs dans lesquelles la
chimie de nos jours ne retrouve pas une trace de ce corps,
auquel la médecine hydrologique fait jouer un si grand rôle.

Après le Dr Danjoy, le Dr Fredet a confirmé de son côté
l'action de toutes les eaux d'Auvergne contre le diabète
sucré: chacune d'elles ayant été l'objet de travaux particuliers
à ce sujet, nous allons les passer en revue.

Mont-Dore.

La plus élevée des stations du Puy-de-Dôme, le Mont-
Dore, outre son air pur et vif, offre aux diabétiques ses
neuf sources, dont la thermalité varie de 12° à 45° c., et
dont la composition (bicarbonate de soude 0 gr. 50, chlorure
de sodium 0 gr. 35, et arsenic 1 milligramme environ) leur
donne une activité participant des eaux alcalines, chlorurées
et arsenicales. C'est surtout contre les affections laryngo-
pulmonaires que les eaux du Mont-Dore sont employées. Et
c'est parmi les malades de cette catégorie venus là pour
y soigner un asthme, une phtisie, ou une dermatose même,
que les premiers cas de diabète ont été observés dans la

station. Bien rarement d'ailleurs un diabétique y sera envoyé pour sa seule dyscrasie. Quelques complications bronchitiques y faisaient adresser par Bouchardat ses malades, chez lesquels le Dr Brochin a vu, un des premiers, le diabète s'améliorer.

Le Dr Boudant a cité le cas d'une de ses clientes, âgée de 60 ans, qui après trois saisons à Vichy pour une glycosurie que ces eaux firent disparaître, eut à venir au Mont-Dore pour une laryngo-bronchite et une diarrhée. Boisson, bains, inhalations et pulvérisations améliorèrent les voies respiratoires. L'année suivante, le Mont-Dore seul, sans Vichy, la guérit complètement sans laisser trace du diabète.

En 1886, le Dr Schlemmer a présenté à la Société d'hydrologie une observation des plus intéressantes de bronchopneumonie aiguë soignée chez un diabétique. Il s'agissait d'un employé d'hôtel de 40 ans, surmené, que, devant l'insuccès des médications ordinaires, l'auteur eut l'idée de soumettre au traitement thermal ; au bout de quelques jours, non seulement les signes pulmonaires s'étaient amendés, mais la glycosurie avait baissé considérablement. Nous n'avons pas à suivre notre confrère dans les réflexions par lesquelles il cherche à justifier son diagnostic de pneumonie catarrhale secondaire ; du moins nous examinerons les détails relatifs au diabète de son malade, dont malheureusement le début et les causes de la glycosurie ne sont pas connus. M. Schlemmer n'a pas dosé le sucre, ce qui est regrettable, mais les déductions de son observation n'en sont pas moins instructives en ceci, que la glycosurie, qui avait persisté pendant toute la période consomptive du mal, a cessé complètement alors que la fièvre diminuait et que l'amélioration générale et locale commençait à se manifester.

Ce n'est pas là le seul cas de ce genre que le Dr Schlemmer a observé au Mont-Dore : chez un diabétique gras, venu pour y soigner une bronchite chronique avec emphysème, il a vu, pendant quatre ans, les phénomènes bronchitiques s'améliorer, et la glycosurie diminuer dans le cours de chaque saison thermale, pour disparaître à la fin de la troisième cure et se maintenir ainsi durant l'hiver suivant: une quatrième cure n'eut pas de moins bons résultats, sous l'influence combinée de la boisson, de quelques courtes séances d'inhalation, de bains tempérés courts, et de quelques douches en pluie.

Le Dr Geay a vu disparaître, sous la seule influence de l'eau en boisson et en bains tempérés, une dyspepsie douloureuse chez un diabétique, dont le sucre descendit, en même temps, de 37 grammes à 7 grammes. Tous ces faits prouvent l'action des eaux du Mont-Dore contre la glycosurie, et si l'on songe qu'elles sont douées aussi d'une action décongestionnante sur la poitrine, on comprendra que le Dr Dreyfus-Brisac ait pu dire que le Mont-Dore reste la station de choix lorsqu'il existe surtout des phénomènes congestifs du côté des bronches ou des troubles asthmatiformes. Ces eaux sont également utiles dans la tuberculose à son début, et peuvent concurremment améliorer alors le diabète. Mais si l'évolution tuberculeuse est déjà avancée, ou présente une certaine intensité, mieux vaut s'abstenir de tout traitement hydrominéral chez ces diabétiques, au Mont-Dore comme partout ailleurs.

La Bourboule.

A peu de distance du Mont-Dore jaillissent les eaux de même nature, mais plus minéralisées et plus chaudes, de la Bourboule. Sept sources, dont la plus haute thermalité atteint 60°, et qui renferment jusqu'à près de 2 gr. de bicarbonate de soude et 4 gr. de chlorure de sodium, avec 2 à 3 centigrammes d'arséniate de soude par litre, y alimentent trois établissements. Leurs indications sont les mêmes que celles du Mont-Dore, au degré d'activité près; elles sont éminemment reconstituantes, et elles ont été recommandées des premières en Auvergne contre le diabète.

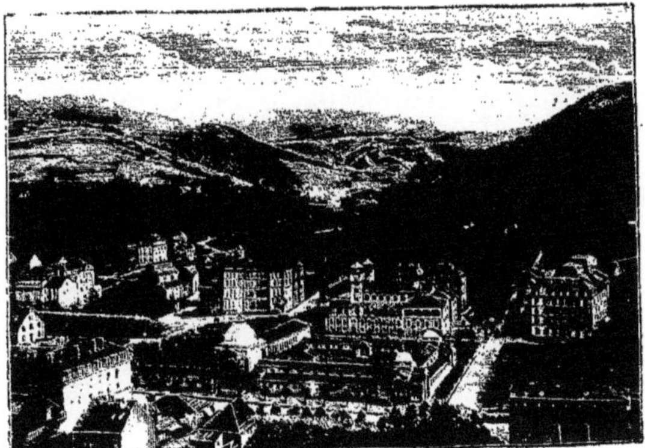

Vue générale de la houillère.

Dès 1877, le Dr Danjoy publiait des observations sur leur utilité dans cette maladie, et après un heureux début, il poursuivait chaque année ses recherches et ses travaux dans ce sens. Le succès répondant à ses efforts, les diabétiques sont venus depuis en nombre à la Bourboule, si bien que dix ans plus tard, il pouvait affirmer que le diabète est une des maladies qui s'y voient fréquemment.

Les résultats obtenus par lui ont été, sinon éclatants, du moins très favorables. Sur quinze cas relevés, il a observé neuf améliorations très notables, cinq améliorations moins prononcées, et un seul insuccès.

Il a vu en général diminuer la polyurie et l'élimination de l'urée. Aussi conseille-t-il le traitement de la Bourboule aux diabétiques amaigris et à ceux chez lesquels l'azoturie contre-indique le traitement alcalin.

Il est à remarquer que ses conclusions au point de vue de l'azoturie contre-indiquant les eaux de Vichy ne sont pas d'accord avec celles données par Lecorché.

Gubler avait comparé l'eau de la Bourboule, à cause de sa composition chimique, à une vraie lymphe minérale, et il l'avait recommandée dans le traitement du diabète. A ce sujet, Durand-Fardel a fait remarquer que le bicarbonate de soude tient une place notable dans la minéralisation de la Bourboule, et il explique en partie par là ses effets anti-diabétiques. Le Dr E. Monin a rappelé tout cela dans son mémoire.

Quant au Dr Dreyfus-Brisac, il attribue à la Bourboule et à sa congénère et voisine, Royat, les diabétiques arthritiques qui sont assez anémiés pour qu'on hésite à les envoyer aux eaux de Vichy... Etant donnée la composition de se, eaux, où, comme nous l'avons vu, figurent, à côté du bicarbonate de soude, le chlorure de sodium, la lithine et l'arsenic, dont ces deux derniers sont maintenant fort employés dans la cure pharmaceutique du diabète, il n'est pas surprenant que la Bourboule ait été choisie comme station antidiabétique. Cependant Vichy et Carlsbad diminuent la quantité

de sucre urinaire bien plus vite et en plus grande proportion. Mais s'il est nécessaire de prolonger davantage la cure
de la Bourboule, jusqu'à un mois au minimum, en revanche
celle-ci possède des propriétés reconstituantes précieuses
pour les diabétiques affaiblis, et pour ceux qui dépérissent.
Malgré qu'elle enraie la dénutrition, il ne faut pas néanmoins la conseiller, pas plus que la cure alcaline, chez les
diabétiques arrivés à la période de marasme. C'est alors
aux eaux ferrugineuses qu'il faut avoir recours.

Le Dr Huchard, considérant le traitement arsenical
comme le meilleur dans le diabète, a écrit que les eaux de
la Bourboule, très puissantes contre le diabète azoturique,
répondent pour le mieux à la plupart des indications de
cette maladie.

Le Dr Eymery a vu qu'à la Bourboule les plaies diabétiques sont assez vite cicatrisées, et les lésions pulmonaires
retirent un très bon effet de l'action curative de ses
eaux.

Le Dr Heulz a communiqué à la Société d'hydrologie un
cas de diabète compliqué de tuberculose pulmonaire qui
en a éprouvé une amélioration remarquable. Dans ses
Essais de chimie biologique, publiés en collaboration avec
le Dr Cathelineau, il a fait voir que l'eau prise en boisson
diminue les échanges azotés et phosphorés, et réduit en
même temps les oxydations ; au contraire, l'eau administrée
en bains augmente les mutations azotées, relève le coefficient d'oxydation, tout en diminuant le rapport de l'acide
phosphorique à l'azote total. Il en conclut donc que ces
deux médications, agissant en sens contraire, ne devront
pas être prescrites en même temps : l'eau en boisson sera
ordonnée aux diabétiques sans polyphagie ; les bains au
contraire conviendront uniquement aux diabétiques dont
l'urée diminue et le coefficient d'oxydation s'abaisse. Le
Dr Meneau a adopté cette même pratique.

D'après le Dr A. Robin, le traitement de la Bourboule convient aux diabétiques affaiblis, anémies, bronchitiques suspects, mais non encore convaincus de tuberculose, alors que l'excès d'urée prend les caractères d'une azoturie de dénutrition et qu'il faut modérer l'action glycogénique du foie, tout en remontant l'état général.

Royat.

Egalement située dans le Puy-de-Dôme, pas bien loin des deux stations précédentes, celle de Royat est surtout remarquable par un climat plus doux et par des eaux de composition analogue, arsenicales par conséquent, mais plus lithinées et plus ferrugineuses. Elle compte quatre sources, dont l'une, peu minéralisée, y sert, pour ainsi dire, d'eau de table.

Partageant les vertus médicinales de ses deux voisines, Royat a été, comme elles, utilisée contre le diabète. Elle a été comparée, par Rotureau, à Ems qui est fameux depuis longtemps comme station antidiabétique, et peut-être bien son surnom d'Ems français l'a-t-il aidée dans sa renommée pour la même maladie. Quoi qu'il en soit, Royat a été l'objet de travaux plus nombreux et plus remarquables sur le diabète que la Bourboule et le Mont-Dore, et nous ne pouvons nous dispenser de nous y arrêter un instant.

Dans une savante et consciencieuse étude intitulée *Royat dans l'arthritisme*, présentée, en 1886, à la Société d'hydrologie de Paris, le Dr Boucomont a examiné l'influence de ces eaux sur le diabète et la glycosurie. A cette époque, disait-il, il y avait quelques années seulement que, grâce au travail du Dr Danjoy sur les eaux d'Auvergne, et aux leçons du professeur Bouchard, un petit nombre de diabétiques venaient à Royat. Boucomont en avait soigné six en 1885, et neuf ou dix en 1886. Ses observations, fort claires et précises, montrent que chez presque tous, en une dizaine de jours, le chiffre du sucre a baissé de moitié, sans que pour cela l'urée ait notablement augmenté. La plupart de ces malades n'ont pas été soumis à un régime alimentaire sévère, et tous ont accusé promptement le relèvement de leurs forces. Au bout de 21 à 23 jours, les uns sont partis avec un tiers, les autres avec un cinquième de la glycose constatée à leur arrivée. Deux n'avaient plus que trois grammes de sucre, et un confrère de Marseille n'en présentait plus de trace.

M. Boucomont n'attribue pas ces heureux effets aux principes alcalins, à la lithine, à l'arsenic, que les eaux de Royat renferment à assez haute dose, mais bien aux bains animés, gazeux, qui stimulent les nerfs périphériques, réveillent et activent la circulation cutanée et favorisent ainsi les combustions. Les diabétiques, dit-il, n'ont pas, à Royat comme à Vichy, besoin de l'analyse pour apprécier l'amélioration acquise : ils la sentent. L'état général est meilleur, la soif moins vive, les forces et la gaîté reviennent. Ils se promènent avec plaisir, font bientôt des courses sans fatigue, et trouvent dans cet entraînement de la promenade, dans cette atmosphère oxygénée qui les environne, dans cette excitation de chaque jour, le traitement le plus rationnel du diabète, et l'adjuvant le plus puissant de la médication alcaline.

Quant à mieux spécifier les formes du diabète auxquelles Royat convient, comme on lui avait reproché de ne pas le faire au Congrès de Biarritz, où il avait communiqué son travail, le Dr Boucomont, qui ne base pas exclusivement le traitement du diabète, à Royat, sur les bains et la minéralisation de l'eau, a essayé de combler ce desideratum en publiant les quinze observations insérées dans les *Annales de la Société d'hydrologie*.

On ne s'attend pas à nous voir résumer ici ces observations, si intéressantes et probantes qu'elles soient : obligé que nous avons été de renoncer à donner les premières qui se sont présentées à notre examen, nous ne saurions nous départir, sans injustice, de cette réserve. Toutes démontrent que l'eau lithinée arsenicale et les bains à eau courante de Royat donnent d'excellents résultats dans la cure du diabète, même compliqué d'albuminurie, comme le prouve une seizième observation.

Le D' Boucomont attribue ces bons effets à l'alcalinité des eaux de Royat, représentée par 3 gr. 50 de carbonate de soude, — à l'excitation cutanée des bains, — à la vie au grand air, — au fer et à l'arsenic, — qui à eux tous activent les fonctions de combustion et l'hématose.

A tout cela, après la communication du D' Martineau sur les effets remarquables contre le diabète d'une eau lithinée arsenicale artificielle dont nous parlerons tout à l'heure, il ajoute comme agents curateurs, les vingt milligrammes d'arséniate de soude et les trente-cinq milligrammes de carbonate de lithine par litre de ces eaux ; la réunion de ces divers principes formant le meilleur traitement du diabète, et ayant l'avantage de constituer un traitement naturel.

Le D' Fredet, dans un travail sur *Quelques indications thérapeutiques de Royat*, dit, en parlant du diabète et des diabétides traitées dans cette station, que la cure y est d'autant plus efficace que les malades sont débilités, goutteux, ou anémiés, et ont plus besoin d'un traitement reconstituant. Il déclare notamment que les diabétides sont guéries ou améliorées par la cure interne ou externe de Royat, laquelle possède aussi une action réductrice de la quantité de glycose contenue dans les urines.

Des douze observations très détaillées qu'il a données dans cette brochure, le D' Fredet conclut aussi : 1° que le sucre ayant diminué chez tous ses malades, et en notable proportion chez quelques-uns, l'eau de Royat agit efficacement sur le diabète, même sans qu'il soit suivi, pendant la cure, un régime spécial ; 2° que l'urée n'augmente pas ; 3° lorsque le malade est en même temps diabétique et albuminurique, l'efficacité du traitement est beaucoup moindre, et même nulle quelquefois, parce qu'à ce moment les modifications organiques sont telles que la restauration devient presque impossible.

Les eaux de Royat agissent dans le diabète à titre d'al-

calins analeptiques ou reconstituants. Aux alcalins contenus
à la dose de près de deux grammes par litre dans ces eaux,
il faut ajouter, dit-il, l'action du chlorure de sodium et de
l'arséniate de soude (4 milligrammes 1/2 par litre). N'est-ce
pas là le traitement du Dʳ Martineau contre le diabète (lithine et arsenic) ? — Nous trouvons donc dans l'eau de
Royat, et préparée par la nature, cette association de médicaments si recommandée en ces derniers temps. Ces deux
médicaments, d'après le Dʳ Fredet, agissent d'autant mieux
comme reconstituants qu'ils sont employés à petites doses ;
à dose massive, c'est l'effet contraire qui se produirait.

Dans une *Note sur deux observations de diabétiques* qu'il
a soignés à Royat, note présentée à la Société d'hydrologie
comme travail de candidature, le Dʳ Laussedat a fait voir
aussi la valeur de ces eaux dans le diabète.

Le premier cas est celui d'une dame de 63 ans, glycosurique depuis dix ans, malgré cinq ou six saisons à Vichy.
Elle arrive à Royat avec 95 grammes de glycose, le voit
tomber après quelques jours à 75 grammes, mais plus tard,
malgré la boisson, il remonte à 85 grammes et s'y maintient :
Royat du moins avait relevé les forces de la malade, tandis
que Vichy l'avait affaiblie d'une façon extrême.

Dans le second cas, il s'agit d'un homme glycosurique
(80 grammes en vingt-quatre heures) et albuminurique
(0 gr. 40), dont le sucre était tombé définitivement à 25
grammes après trois mois du traitement de Martineau. La
boisson seule des sources Eugénie et Saint-Mart fait descendre le sucre à 16 grammes après cinq jours, et à 12
grammes le dixième jour. Dix jours plus tard, le malade
ayant pris une douche froide quotidienne, le sucre est tombé
à 8 grammes. Durant l'hiver d'après, le sucre remonte à 30
grammes ; une nouvelle cure de Royat le fait redescendre à
10 grammes. L'albumine ne subit pas de modification.

Le Dʳ Laussedat attribue à l'alcalinité des eaux de Vichy
une action anémiante produite sur sa première malade : ce
n'est point l'opinion du Dʳ Bottey, rapporteur de son mé-

moire, qui croit que les eaux de Vichy sont assimilatrices et reconstituantes à leur manière. Ce n'est point non plus celle du Dʳ Durand-Fardel, qui, dans la discussion du rapport, reproche au médecin de Royat d'avoir incorrectement relaté les effets de Vichy sur sa cliente. On ne peut pas savoir pourquoi Vichy, qui a eu des avantages pendant cinq ou six ans de suite, n'en a plus la dernière année. Les eaux de Vichy, dit M. Durand-Fardel, sont *à tort* appelées encore *alcalines*, car toutes les eaux le sont, et les sulfurées sodiques plus même que les bicarbonatées. En tout cas, le premier résultat obtenu par de Laussedat n'est pas brillant : Royat peut faire beaucoup mieux.

A ce sujet, le Dʳ Fredet signale trois observations de sa saison dernière, très concluantes, prouvant l'action réductrice vraie de l'eau de Royat sur le sucre.

Nous retrouvons ces observations du Dʳ Fredet détaillées dans un de ses mémoires, et reproduites, accompagnées de quelques autres, au milieu d'un travail fort instructif du Dʳ Chauvet, inséré dans les *Archives générales d'hydrologie* de novembre 1891. Force nous est de ne pas nous appesantir sur elles. Nous dirons simplement que dans ces observations et dans huit autres fournies aussi par le Dʳ Fredet, le sucre a diminué constamment, mais sans jamais arriver à disparaître : la diminution a été en moyenne de 38 pour cent. Neuf relevés d'analyses fournis au Dʳ Chauvet par M. Rocher, pharmacien à Royat, présentent une diminution moyenne du sucre de 64 pour cent. Dans huit autres, elle a été de 77 pour cent.

Mais les détails les plus intéressants sont naturellement fournis par les observations propres de l'auteur.

Comme les Dʳˢ Danjoy et Boucomont, le Dʳ Chauvet ne connaissait pas au début de sa pratique la valeur des eaux de Royat contre le diabète, et il renvoyait ses diabétiques à Vichy et à Vals. Plus tard, encouragé par quelques bons résultats et par la communication de Martineau, il a soigné à Royat maint glycosurique, et il a vu que Royat a une place justifiée a côté d'autres stations dans la cure du diabète, et que ses eaux répondent à certaines indications.

Dans ses six observations personnelles, on voit, en résumé, écrit-il lui-même, surtout une grande amélioration de l'état général : la plupart des symptômes disparaissent, les forces reviennent, enfin le sucre diminue dans de notables proportions pour cent, 36 p. 0 0 (obs. II), — 57 (obs. V), — 80 (obs. VI), — 88 (obs. IV). Chez la première malade, il a disparu un an après la cure de Royat. Le sujet de l'observation III, qui tient pour ainsi dire la moyenne, avec une diminution de 66 pour cent, a fait, à deux reprises différentes, deux cures successives à Vichy et à Royat : on y voit le sucre diminuer notablement après Vichy, pour continuer à diminuer à Royat. Le dosage de l'albumine indique tantôt une diminution, tantôt une augmentation.

Si le régime et l'hygiène aident, à Royat comme ailleurs, l'action des eaux, celles-ci agissent sûrement par elles-mêmes, soit en boisson, soit en bains. Elles empruntent leur action aux bicarbonates, variant de 3 gr. 45 à 1 gr. 67 ; et elles peuvent, prises en quantité suffisante, arriver à fournir de ces sels autant que la dose habituelle prise à Vichy, soit 4 gr. 75. Elles l'empruntent aussi à la lithine, au chlorure de sodium, auquel Durand-Fardel et Danjoy attribuent des succès, ainsi qu'à l'arsenic, qui, d'après Saikavky, diminue la sécrétion du foie, et au fer, médicament réparateur. Cette composition fait retrouver dans les eaux de Royat les éléments du traitement de Martineau. On pourrait en dire autant de bien d'autres stations ; mais, comme le Dr Danjoy l'a fait en s'élevant contre une pareille assimilation, on peut répondre qu'il n'y a pas de parité entre une drogue et une eau minérale. Ce traitement de Martineau ayant été l'objet d'une communication de son auteur et d'une discussion sérieuse devant la Société d'hydrologie, nous allons l'examiner tout à l'heure.

Revenant à Royat, nous dirons que, dans les observations du Dr Chauvet, les bains à eau courante, à 34° ou 35° C, et même à 29° César), les grandes douches chaudes, la gymnastique et le massage ont ajouté leurs effets, selon les cas, à la boisson minérale. Si l'on y voit rarement le sucre disparaître tout à fait, on peut du moins compter que l'amélioration se maintient à un certain degré entre deux cures.

Royat, a écrit le Dr E. Monin, constitue, pour les arthritiques lymphatiques ou anémiés, une station thermale de premier ordre, qui améliore puissamment l'état général. Elle est indiquée, préférablement aux bicarbonatées fortes, chez les malades affaiblis et anémiques, qui supportent mal les alcalins à haute dose.

D'accord avec ce sentiment, le Dr Dreyfus-Brisac pense aussi que Royat peut revendiquer les diabétiques arthritiques assez anémiés pour qu'on hésite à les envoyer à Vichy; il sera utile surtout aux vieillards et aux neurasthéniques. Chez les femmes à l'âge critique, à manifestations morbides polymorphes, il rendra des services tant par son action sur les mutations nutritives que par ses propriétés reconstituantes incontestables.

D'après le Dr A. Robin, Royat convient aux diabétiques âgés, à nutrition restreinte, sans azoturie.

Eau lithinée arsenicale, artificielle, de Martineau.

Au cours des pages précédentes, nous avons fait allusion, à plusieurs reprises, au traitement du diabète par la méthode de Martineau. Cette méthode ayant été communiquée par son auteur à la Société d'hydrologie, dans un mémoire spécial rédigé à son intention, au cours de la discussion du traitement du diabète par les eaux minérales, — ce mémoire ayant été lui-même longuement discuté devant la Société, à l'ordre du jour de laquelle le diabète avait été porté, — nous croyons devoir résumer ici à la fois le travail de Martineau et la discussion qui l'a suivi.

En 1875, sur les données du Dr Rouget, professeur au

Muséum, Martineau eut l'occasion de prescrire à un diabétique de l'eau lithinée arsenicale préparée ainsi : dans le globe
supérieur d'un appareil à eau de Seltz, contenant un litre
environ, on met 0 gr. 20 de carbonate de lithine, et une
cuillerée d'une solution d'arséniate de soude, — à 0 gr. 20
pour 500 gr. d'eau distillée, — ce qui correspondrait à six
milligrammes d'arséniate.

Cette eau est bue aux repas, mêlée au vin, ou dans l'in-
tervalle. Le régime n'est pas modifié, et ne comporte qu'une
certaine réserve sur le sucre, les féculents et les fruits.

Lorsque le diabète est traité isolément, soit par la lithine,
soit par l'arsenic, les résultats du traitement ne sont plus
les mêmes.

Sur 70 cas où l'eau lithinée arsenicale a été appliquée,
67 fois le Dr Martineau a obtenu une guérison rapide, sur
des malades arthritiques ; trois fois il a échoué, sur des herpétiques.

Cinq observations bien circonstanciées, dans le détail desquelles nous ne pouvons entrer, donnent un exemple de ces
heureux résultats : nous énumérerons simplement ceux-ci :

Le premier sujet, 60 ans, diabétique depuis cinq ou six
ans, excrète 212 gr. de sucre et 93 gr. 60 d'urée en vingt-
quatre heures. Après trois semaines du traitement, il rend
40 gr. 50 de sucre et 42 gr. d'urée ; — après cinq à six
semaines, 16 gr. 50 de sucre et 26 gr. d'urée ; — après dix
semaines, pas de sucre, et 27 gr. d'urée. Depuis, l'analyse
n'a plus jamais révélé de sucre dans ses urines.

Le deuxième sujet, 45 ans, diabétique depuis dix ans,
rendait 360 grammes de sucre par jour. Trois mois après le
début du traitement lithiné arsenical, le sucre avait disparu,
et le malade était guéri d'ulcérations et d'anthrax ayant
nécessité l'intervention chirurgicale.

Le troisième cas est celui d'un malade qui avait subi sans
succès, pendant plusieurs années, un traitement à Vichy. Il
avait 43 gr. de sucre par vingt-quatre heures. Après trois
mois de traitement, il est complètement guéri. A ce sujet,

Martineau dit avoir connu trois diabétiques qui sont morts
de gangrène, trois à six semaines après un traitement
intempestif à Vichy.

La quatrième observation est celle d'un malade de 62 ans,
diabétique depuis plusieurs années, rendant en vingt-quatre
heures 231 gr. 60 de sucre. Sous l'action de l'eau lithinée
arsenicale artificielle, en deux mois, le sucre tombe successivement à 95 gr. 39, puis 7 gr. 95 par jour. — puis
0 gr. 27, puis zéro. Parallèlement, l'urée monte de 25 gr. 62
en vingt-quatre heures, à 33 gr. 80, pour revenir ensuite à un
chiffre normal correspondant au volume de l'urine diminué
aussi normalement.

Dans le cinquième cas enfin, il s'agit d'une dame
asthmatique et migraineuse qui voit ses accidents cesser
quand le diabète apparaît, cinq ans auparavant. Le
traitement lithiné arsenical, bien que prolongé pendant
plusieurs mois, reste sans effet sur la glycosurie, qui va de
204 à 238 grammes de sucre par jour, et néanmoins l'état
général s'améliore.

En communiquant ces faits, le regretté Dr Martineau vou-
lut simplement signaler une médication du diabète qui lui
donnait de bons résultats, surtout chez les sujets ayant manifestement un terrain arthritique. Il n'eut rien de précis et
de net à dire sur le mode d'action de cette médication, qui
peut s'expliquer par bien des hypothèses. Il ne s'était décidé
à la faire connaître qu'après avoir recueilli bon nombre de
faits établissant sa valeur réelle. Ses trois insuccès prouvent qu'elle n'a pas la même action sur les diabétiques à
tempérament dit herpétique. Martineau n'a vu se déclarer
que quelques diarrhées sous la dose d'un centigramme
d'arséniate de soude par jour ; sinon, son traitement a été
bien supporté, et les guérisons, dont plusieurs connues de
certains de ses collègues de la Société d'hydrologie, sont
déjà anciennes et définitives.

Des résultats aussi surprenants ne pouvaient manquer
d'être discutés. Aussi le Dr Bouloumié, frappé de la supério-

rité des effets du traitement arsenical lithiné sur ceux du traitement hydrominéral, vint-il présenter ses objections. Il semblait croire à une série heureuse, sur laquelle il ne fallait plus guère compter, et dont les résultats ne devaient pas, à ses yeux, porter atteinte aux cures d'eaux minérales qui, avec l'hygiène, restent les grands moyens à employer chez les diabétiques. Avec une logique un peu narquoise, il tire de la statistique du Dʳ Martineau cette conclusion que, l'eau lithinée arsenicale guérissant tous les diabètes arthritiques, il n'y aura plus à mériter d'être employées, parmi les eaux naturelles, que celles qui exercent une action favorable contre l'herpétisme, comme, par exemple, Cauterets et Saint-Sauveur, en raison de l'état névropathique des herpétiques.

La statistique de Martineau n'est pas d'accord avec celles des auteurs, qui trouvent bien plus rarement l'arthritisme associé au diabète. M. Martineau aurait pu rencontrer des diabètes incurables du pancréas, ou liés à la cirrhose hépatique, etc. Sa statistique, exceptionnellement heureuse, ne permet pas de conclure à la guérison de 95 pour cent des diabétiques en général.

Le diabète n'étant pas univoque, son traitement ne saurait l'être, et M. Bouloumié se refuse à accepter un médicament quelconque comme spécifique du diabète. Le choix de la lithine et de l'arsenic comme principes agissants lui paraît trop exclusif, et il aimerait encore mieux attribuer la guérison à l'arsenic qu'au chlorure de lithium. Il n'admet pas l'identité d'action de toutes les eaux minérales renfermant ces principes, qui, somme toute, existent en très petite proportion dans toutes les eaux prônées contre le diabète, alcalines, bicarbonatées calciques, chlorurées, sulfureuses, etc... La supériorité incontestée des eaux bicarbonatées sodiques, dont la richesse en lithine est inversement proportionnelle à leur minéralisation, est un argument contre cette théorie.

Tout en comprenant la surprise de son confrère,

le D' Martineau a maintenu ses faits qui sont des faits,
dont il ne préjuge pas l'explication. Dans sa formule, il
augmente d'ailleurs la dose de lithine suivant les cas, en
ne dépassant guère 25 à 30 centigrammes, parce qu'il a vu
survenir quelquefois de la pesanteur stomacale, du pyrosis,
de la diarrhée. Il pose la question de la lithine et de l'arsenic, et même des sels de soude, en faisant remarquer que
dans les eaux de Vichy, Royat, Bourbonne, la Bourboule, la
lithine se rencontre en quantité inverse des sels d'arsenic
et de soude.

Au cours de cette discussion instructive, le D' Heulz a
envoyé à la Société d'hydrologie un travail de candidature
relatif au traitement du diabète à la Bourboule, que nous
regrettons de n'avoir pas vu publié ni même analysé dans
les *Annales* de la Société.

Mais la discussion ne finit pas là. Revenant plus tard
sur le mode d'action, dans le traitement du diabète, de
l'eau lithinée arsenicale de Martineau, le D' Bouloumié ne
peut admettre que l'on dise : « peu importe la théorie,
pourvu que le remède guérisse. » Il trouve insuffisante la
contre-indication du tempérament herpétique, attendu qu'il
y a à considérer autre chose chez le diabétique auquel
doit être prescrit un traitement. Il rappelle les paroles
de Claude Bernard : « on ne peut donner de théorie complète du diabète »; et celles de Jaccoud : « aucune théorie
n'est applicable à la totalité des faits », et il ajoute avec
raison : « il n'y a pas, il ne saurait y avoir un spécifique
du diabète. »

Nous ne suivrons pas le D' Bouloumié dans l'exposé
savant qu'il donne des théories, des interprétations et des
particularités relatives à la glycosurie, au diabète, et des
meilleurs traitements à leur opposer. Et nous en arrivons
à cette assertion qui nous intéresse davantage au point de
vue de ce travail : « alcalins et arsenicaux sont, il est vrai,
de bons médicaments antidiabétiques ; mais ils ont chacun
leurs indications spéciales, qui ne se présenteront pas

toujours, loin de là, chez le même individu, et surtout aux mêmes périodes de la maladie : l'azoturie et l'état des voies digestives, si importants à surveiller, peuvent très bien réclamer l'emploi des uns à l'exclusion des autres. Tandis que l'état des voies digestives peut indiquer l'emploi des alcalins et contre-indiquer l'arsenic, l'excès de déperdition organique fera repousser, à une période avancée de la maladie, l'emploi longtemps prolongé des alcalins et réclamera celui de l'arsenic. »

Quant aux résultats annoncés par Martineau, le Dr Bouloumié se demande s'ils n'auront pas épuisé la série heureuse, et il cite quatre observations des Drs A. Robin, Jean et Weill, où l'eau lithinée arsenicale a complètement échoué, tandis que d'autres médications ont réussi, et une cinquième du Dr Bovet, où l'action de cette eau sur la glycosurie a été pour ainsi dire insignifiante. Aux yeux du Dr Bouloumié, le traitement de Martineau peut trouver ses indications pour continuer à domicile l'action d'une cure thermale faite aux sources mêmes et d'une médication antiglycosurique active qui ne saurait être longtemps soutenue.

Presque toutes les eaux minérales peuvent revendiquer des droits au traitement des diabétiques, car il y a dans les effets d'une cure thermale appliquée au diabète deux ordres de faits à considérer : l'action générale, pour ainsi dire banale, et l'action spéciale. La première est loin d'être indifférente ; elle suffit quelquefois à rendre actifs et efficaces des médicaments restés jusque-là sans effet. Pour développer la deuxième, il faudrait passer en revue toutes les indications et contre-indications des diverses eaux, depuis les plus minéralisées jusqu'aux indifférentes.

La théorie ne suffisant pas à fixer les indications des eaux minérales, et les malades atteints de glycosurie simple, ou de vrai diabète, ne se rendant que par exception ailleurs qu'à Vichy, Vals ou Carlsbad, les résultats cliniques à faire valoir en faveur de telle ou telle station sont peu nombreux et ne permettent pas encore de se prononcer

d'une manière absolue. Lecorché a cependant essayé de
le faire.

Rappelons en passant que les considérations qui précèdent datent de 1886. Aujourd'hui elles ne seraient plus
tout à fait aussi vraies.

En réponse à la communication fort longue de M. Bouloumié, le Dʳ Martineau déclara qu'il n'avait pas voulu
créer une doctrine sur le diabète, ni une panacée. Ses observations ont trait à des diabètes vrais, dont quelques-
uns suivis depuis douze ans. Depuis sa communication, il a
vu encore quinze diabétiques améliorés ; mais deux mois
ne lui suffisent pas dans une maladie semblable pour
affirmer qu'elle est guérie. En la faisant, il n'a eu pour but
que de rendre service à des confrères, et particulièrement à
ceux des stations thermales.

M. Constantin Paul a confirmé les résultats de la cure de
Martineau sur des malades jeunes, de trente à quarante
ans, arthritiques et congestifs ; mais non chez des sujets
plus âgés.

M. le Dʳ Japhet en a obtenu aussi de bons effets. Chez les
phosphaturiques, de l'aveu même de M. Martineau, les
résultats sont plus lents et moins certains.

On peut donc voir que l'eau lithinée arsenicale a une
réelle valeur dans la cure du diabète. Elle est d'ailleurs
recommandée par le Dʳ Dujardin-Baumetz dans ses leçons
cliniques de thérapeutique, faites à l'hôpital Cochin, avec
cette seule différence qu'il remplace la solution d'arséniate
de soude par quelques gouttes de liqueur de Fowler. Nous
en conclurons que lithine et arsenic doivent certainement
contribuer pour une part à l'action antidiabétique de certaines eaux minérales.

Eaux chlorurées sodiques.

Des eaux d'Auvergne, arsenicales et chlorurées, nous
n'avons qu'un pas à faire pour arriver aux eaux simplement chlorurées, que nous allons envisager maintenant.

Balaruc.

Une des premières observations de diabète soigné par les eaux minérales, qui fut communiquée à la Société d'hydrologie, en 1854, presque à ses débuts, avait trait à des eaux de ce genre, aux eaux de Balaruc. Nous en trouvons le détail, avec celui de quelques autres cas simplement signalés dans les *Annales* de la Société, rapporté assez longuement par M. Durand-Fardel, dans ses *Lettres médicales sur Vichy*.

Le D⁰ Le Bret a observé, dans la station saline de l'Hérault, un malade présentant les symptômes caractéristiques d'un diabète à forme nerveuse. Sous l'influence de onze bains, de doses modérément purgatives d'eau de Balaruc, et d'un régime approprié, mais imparfaitement suivi, l'état général s'est promptement relevé ; la vue et les forces musculaires ont recouvré leurs conditions normales, tandis que les proportions de sucre devenaient de moins en moins appréciables.

Bourbon-l'Archambault.

Une autre observation à l'actif d'eaux similaires fut communiquée par le D⁰ Regnault, de Bourbon-l'Archambault. Il s'agissait d'une jeune fille de quatorze ans, forte, mais non réglée, qui à la suite d'un bal où, ayant très chaud, elle avait bu de l'eau glacée, fut prise de diabète. Le régime prescrit par Bouchardat et quelques bains de mer l'améliorèrent. L'eau thermale de Bourbon-l'Archambault fit disparaître toute trace de sucre, en dix jours. A la suite d'une vive impression ressentie quelques mois après, le sucre reparut ; mais le régime et quelques toniques rétablirent la santé d'une façon définitive.

Bains de mer.

Dans cette même lettre où il cite les deux cas précédents, Durand-Fardel dit encore que les bains de mer, type assurément des eaux chlorurées sodiques, ont été employés maintes fois avec profit dans le traitement du diabète. Il y a des individus qui en sont aussi vivement influencés que par une eau minérale quelconque. Bouchardat y avait souvent recours, comme nous l'avons vu dans l'observation ci-dessus. Le Dr Gaudet, qui avait une grande expérience des bains de mer, et avait obtenu par eux des modifications favorables dans les degrés moyens du diabète, les considérait, dans des cas de ce genre, comme un auxiliaire excellent à la reconstitution de l'état général, quand celle-ci est possible. Mais ils aggravent la maladie dans ses degrés extrêmes. Les bains de mer, d'après ces deux savants médecins, ne doivent être employés que chez les diabétiques capables de réagir, soit par leurs propres forces naturelles, soit aidés par des conditions spéciales.

D'après le Dr E. Monin, qui traduit en cela l'opinion générale, les bains de mer et l'atmosphère maritime sont très utiles aux diabétiques affaiblis, lorsque la réaction est restée bonne et qu'il n'y a, chez eux, aucune tendance prononcée aux complications nerveuses et éréthiques. Il faut surtout choisir des stations méridionales, afin de sur-ajouter le bénéfice du climat aux autres moyens curatifs, avant que le malade soit trop affaibli et cachectisé. Cependant, le Dr Dreyfus-Brisac croit le séjour des montagnes préférable aux bords de la mer pour les diabétiques qui sont dans un état de neurasthénie habituel.

A ces derniers un traitement métallothérapique, complémentaire pour ainsi dire du traitement hygiénique et médicamenteux, pourrait, si nous en croyions le Dr Moricourt, le successeur du Dr Burq, être des plus profitables. Au Congrès d'hydrologie de Biarritz, après avoir rappelé l'importance des métaux dans les eaux minérales, et que notamment, dans la cure des diabétiques, la connaissance du métal auquel ceux-ci sont sensibles peut fournir des indications précieuses au médecin ; après avoir signalé les services que lui avait rendus l'adjonction de l'eau cuivreuse de Saint-Christau au traitement de diabétiques sensibles au cuivre, et donné à entendre qu'il pourrait en être de même à Cauterets pour les malades sensibles au zinc, aux Eaux-Bonnes pour ceux sensibles à l'étain, attendu que M. F. Garrigou a retrouvé ces métaux respectivement dans chacune de ces eaux, le Dr Moricourt déclare que, étant aujourd'hui prouvé que l'eau de mer renferme de l'argent, et peut par suite être assimilée à une eau minérale contenant de l'argent, c'est à ces qualités que doit être attribuée l'action des bains de mer favorables aux diabétiques. Aussi le métallothérapeute a-t-il pris l'habitude d'examiner la sensibilité de ses malades à l'argent avant de leur conseiller les bains de mer, qu'il ne prescrit pas si les effets de l'argent sont nuls. Parmi les stations de bains de mer méridionales à choisir pour les diabétiques, nous signalerons particulièrement Biarritz, sur le golfe de Gascogne, dont l'heureuse influence a été démontrée par le Dr Elevy, dans son livre sur cette station hivernale et maritime. « De même que les eaux minérales, dit ce médecin instruit, l'air marin contribue, par son ozone, à la diminution du sucre dans les urines. Nous connaissons ici des diabétiques vivant depuis de longues années dans un état satisfaisant. Ajoutons qu'ils se trouvent aussi très bien des bains de mer, en été. Durand-Fardel, l'éminent président du Congrès de Biarritz, recommande aussi l'air marin dans le diabète. Un distingué pharmacien de Bayonne, M. Campan, a constaté par des analyses répétées, la diminution rapide du sucre et de l'acide urique dans les urines des diabétiques et des goutteux, sous la seule influence du séjour sur la côte de Biarritz. »

Mais revenons aux eaux salées terrestres.

Bourbonne-les-Bains.

A Bourbonne-les-Bains, le D' Bougard, après avoir signalé la proportion élevée de lithine dans les sources chlorurées de la station, dont la teneur varie entre 0 gr. 08 à 0 gr. 088 de chlorure de lithium par litre, avait mis tout d'abord les résultats obtenus dans le diabète par sa médication thermale, à l'actif du chlorure de sodium (5 grammes par litre). Plus tard, il fit entrer en ligne de compte le bromure de potassium. Il met en jeu maintenant un troisième facteur, le chlorure de lithium. Les diabétiques sont rares à Bourbonne et n'y viennent guère que pour soigner leurs douleurs. Mais sous l'influence de la cure complète, bains, douches, boisson surtout, il a vu l'urination devenir moins fréquente, la soif moins vive, et la proportion de sucre aller en diminuant, et même une fois disparaître tout à fait, pendant que les forces revenaient et que se produisait l'amélioration de l'état général. C'est à l'ensemble des principes minéralisateurs, parmi lesquels le chlorure de lithium et l'arsenic, qu'il attribue ces bons résultats.

La question a été reprise, en avril 1889, par le D' Habert, qui adressa à la Société d'hydrologie de Paris un travail de candidature sur le traitement du diabète par les eaux de Bourbonne ; malheureusement nous ne connaissons de ce travail que ce qu'en a dit le rapporteur de la Société, à savoir que le D' Habert a vu le sucre diminuer du quart et même de la moitié par le fait de la cure thermale. Cette diminution se produit auprès d'un grand nombre de sources et peut être due au changement de régime et d'habitudes. Elle ne saurait prouver, à elle seule, selon le D' Caulet, une action spéciale antidiabétique des eaux de Bourbonne.

Bourbon-Lancy.

A Bourbon-Lancy, qui est une chlorurée sodique faible, à applications semblables à celles de Bourbonne et de Bourbon-l'Archambault, le Dr H. de Bosia a eu l'occasion d'étudier .e diabète gras, ou mieux arthritique, comme il le dit, et de voir que tous ses glycosuriques avaient, avec leurs diabètes, des localisations évidentes d'arthritisme ou d'herpétisme, les deux ne faisant qu'un à ses yeux, comme le veut le professeur Lancereaux. Après quelques considérations sur la pathogénie du diabète, l'auteur déclare que, à côté des stations de Vichy et de la Bourboule, il croit pouvoir placer les thermes de Bourbon-Lancy ; les résultats pratiques qu'il a observés semblent lui donner raison, de sorte qu'après la cure du diabète gras par les alcalins et les arsenicaux, il faut recourir à la cure par les chlorurées sodiques.

En même temps qu'il fait boire quatre verres d'eau de la Reine, le Dr de Bosia administre à ses diabétiques, selon la méthode mixte de Fernel, deux grammes de bicarbonate de soude par jour. A ce traitement intense, il ajoute des bains romains avec sudation plus ou moins prolongée, des douches dont la température et la durée varient selon l'état général des malades. C'est là une pratique très rationnelle.

Cinq glycosuriques, manifestement arthritiques, ont été soumis à ce mode de traitement; aucun d'eux, au jour où l'auteur écrivait, n'avait vu réapparaître du sucre dans ses urines qu'à la dose maxima de cinq grammes, et pourtant la première cure datait de trois ans, en juillet 1887. Ces cinq observations sont à peu près semblables, et malgré que le Dr de Bosia n'en publie qu'une, nous ne la reproduirons pas. Comme le nombre de ses observations est minime, il sera très modeste, dit-il, dans ses conclusions que voici : « les eaux chlorurées sodiques des thermes de Bourbon-Lancy ne sont nullement dangereuses dans la cure du diabète arthritique : non seulement leur action pendant la cure est aussi manifeste qu'à Vichy et à la Bourboule, mais la durée de l'action curative, pendant laquelle les malades sont à l'abri de toute rechute, paraît être beaucoup plus considérable, propriétés spéciales que nous croyons pouvoir attribuer aux vertus curatives que nos eaux possèdent contre les diverses localisations de l'arthritisme et contre cette variété de diabète qui en fait partie. »

Nous ne goûtons guère l'adjonction du bicarbonate de soude au traitement antidiabétique de Bourbon ; on n'a plus dès lors le droit de le préférer à Vichy.

Salins-les-Bains.

Les eaux chlorurées, bromo-sodiques fortes de Salins du Jura, ont été étudiées par le Dr F. Guyenot au point de vue de leur composition, dans laquelle il tient grand compte de la grande quantité de bromures alcalins, et aussi au point de vue de leur action multiple, qui, à ses yeux, fait comprendre les succès obtenus par son emploi dans le diabète sucré. Il explique ces succès par l'influence des bromures sur le cerveau, et par leur action chimique due tant au brome qu'à la potasse ou à la soude de ces eaux. Ils lui ont paru être plus durables que ceux procurés par Vichy.

Brides-Salins.

En 1885, le Dr C. Laissus, dans une note substantielle publiée dans le *Journal de médecine de Paris*, avait nettement déclaré que, pour le traitement des diabètes albumineux et sucré, les eaux de Brides sont fréquemment indiquées, surtout lorsque l'anémie accompagne l'altération nutritive et qu'il y a besoin d'une médication tonique : on les associe aux chlorurées de Salins.

Trois ans plus tard, en 1888, le Dr Delastre présentait à la Société d'hydrologie de Paris une étude sur les eaux alcalines, sulfatées calciques, sodiques magnésiennes, ferrugineuses de Brides, combinées aux eaux chlorurées sodiques fortes de Salins-Moutiers, dans la cure du diabète sucré.

Après de courtes et bonnes considérations sur la nature et la pathogénie de ce mal, qu'il considère comme un trouble plus ou moins profond de la nutrition générale, l'auteur déclare que Brides-Salins, par sa position au cœur des montagnes dont l'air pur permet aux malades une oxygénation parfaite, par ses eaux dont la caractéristique est d'agir d'une façon exceptionnelle sur la nutrition générale, et qui ont une action élective sur la glande hépatique dont la cellule produit le glycose, par sa source chlorurée sodique forte et arsenicale qui est toujours utilisée dans la cure du diabète, Brides-Salins remplit toutes les indications que réclament les diabétiques.

Chaque année, bon nombre de ceux-ci s'en retournent avec une amélioration profonde de leur état. Pendant que le sucre diminue dans de grandes proportions, s'il ne disparaît pas complètement, l'urée revient à son chiffre normal et les différents symptômes de la maladie s'amendent ou s'en vont. Les forces et la puissance virile ne tardent pas à reparaître, tandis que se dissipent les troubles digestifs, les maux de tête, le prurit, et la soif ardente qui tourmente tant les diabétiques.

Cinq observations très bien prises, complètes, et concluantes, établissent ces propositions. Comme pour toutes celles dont nous avons parlé dans ce travail, force nous est de ne pas même les résumer.

Les effets de la cure de Brides-Salins s'en déduisent naturellement; après les avoir détaillés, le D' Delastre conclut que ces eaux rendent dans le diabète d'importants services, à l'égal de Vichy ou de Carlsbad. On peut donc y adresser les diabétiques affaiblis, minés depuis longtemps, cachectiques, azoturiques, obèses, qui ont une tare du côté de la nutrition, et ceux enfin dont les reins fonctionnent mal.

Le D' Delastre a soigné à Brides-Salins un malade glycosurique lors de sa première saison, et albuminurique l'année suivante... A l'encontre de ce qui arrive généralement à Royat, d'après le D' Fredet, il a vu l'albumine disparaître chez son malade, à la suite de la cure thermale et d'un régime sévère approprié.

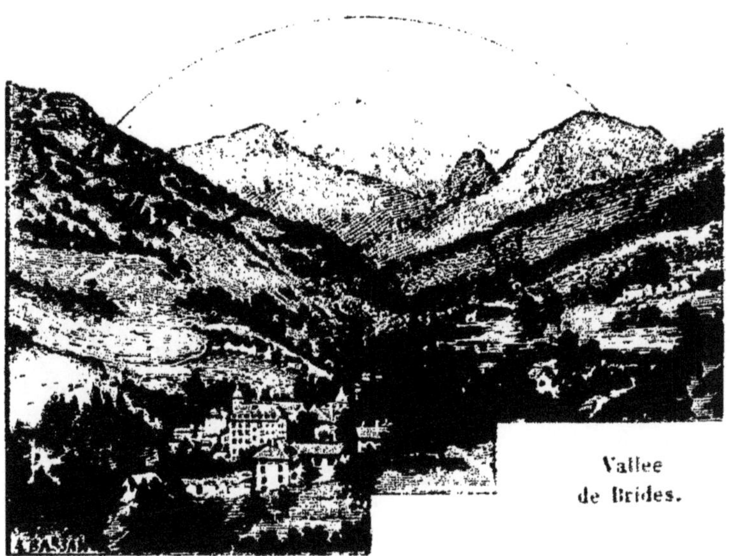

Vallée
de Brides.

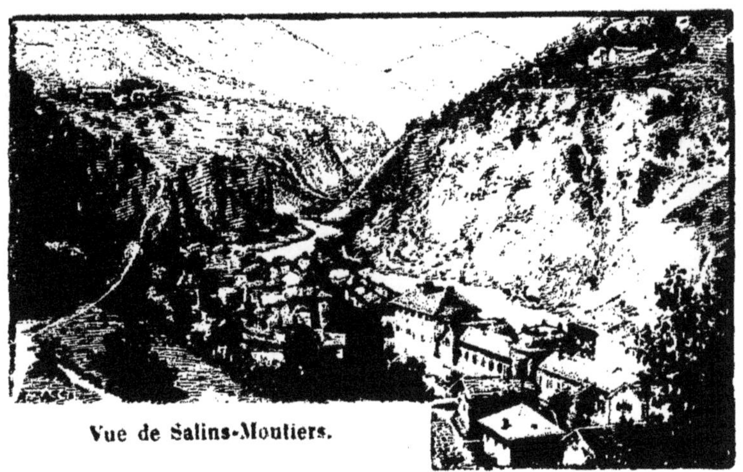

Vue de Salins-Moutiers.

Le Dr Philbert, qui soigne depuis de longues années, à Brides-Salins, des obèses ou autres atteints de diabète sucré, a confirmé les conclusions de son confrère. Nous avons placé cette étude à ce chapitre, parce que nous attribuons la plus grande part de ces résultats à l'eau chlorurée forte de Salins qui vient renforcer, en vue de la cure du diabète, l'action reconstituante hématopoiétique de l'eau de Brides. Cette dernière action a été mise en relief par le Dr Delastre d'une façon assez spéciale, car il s'est occupé aussi du diabète phosphatique dans son travail.

D'après le Dr E. Monin, les eaux chlorurées et bromurées sodiques, et en particulier les fortes de Salins-les-Bains (Jura), Salins-Moutiers (Savoie), Salies-de-Béarn, Niederbronn, Kissingen, la Mouillère de Besançon, ont une action tonique et sédative excellente dans certaines formes de diabète dyscrasique arrivé à son maximum, mais où l'organisme, vigoureux, offre encore une certaine force de résistance.

Le Dr Dreyfus-Brisac ne paraît pas aussi confiant dans la valeur de ces eaux ; c'est à peine s'il les signale comme pouvant, à l'égal des eaux ferrugineuses, mais plus rarement, arriver à diminuer la glycosurie, et atténuer les divers phénomènes morbides qui en dépendent. Nous sommes heureux de faire appel en faveur de ces eaux, pour clore ce qui les concerne, à l'opinion d'un maître qui contrebalance la réserve de l'auteur de la *Thérapeutique du diabète sucré*.

Dans ses savantes et instructives recherches chimico-médicales sur la balnéation chlorurée sodique à Salies-de-Béarn et ses effets sur la nutrition, recherches dont il a fait connaître les résultats plus spécialement à la Société d'hydrologie, M. le professeur Albert Robin a donné quelques précieuses indications nouvelles sur le profit qu'on pouvait tirer de ces eaux, ou de leurs similaires ; et il a soulevé précisément la question de l'emploi de la balnéation salée dans le traitement du diabète. Plusieurs médecins distingués, a-t-il dit, ont obtenu une diminution du sucre à la suite de cette médication chez les diabétiques, et ils ne seraient pas éloignés de généraliser les résultats qu'ils ont constatés dans quelques cas particuliers. Or, il en est du diabète comme de l'anémie : la balnéation chlorurée sodique conviendra peut-être à certains diabétiques, mais elle me parait contre-indiquée chez le plus grand nombre. Ainsi à ceux chez lesquels la désassimilation et l'oxydation azotée sont exagérées, la balnéation chlorurée sodique, dont les effets sur la nutrition agissent dans le même sens, est contre-indiquée ; au début et dans la période d'activité du diabète, il n'y a pas à compter sur l'influence favorable de cette médication.

Au contraire, chez le diabétique dont la nutrition fléchit, quand l'urée diminue, que le coefficient d'oxydation s'abaisse, il y a lieu de relever la vitalité de l'organisme, de restaurer le système nerveux. Alors tout est changé. La balnéation chlorurée sodique peut devenir un excellent moyen de relever la nutrition déchue, de débarrasser l'organisme des produits de désassimilation toxiques et peu solubles qui créent un danger nouveau de rétablir les fonctions nerveuses...

Gubler avait pressenti cette distinction ; car il avait l'habitude d'envoyer aux eaux chlorurées sodiques les diabétiques de cette dernière catégorie, et le Dr A. Robin se souvient d'un de ses malades qui dut à la balnéation chlorurée sodique une véritable résurrection.

Nous ajouterons, pour notre part, que nous croirions volontiers à l'utilité d'une saison de bains chlorurés sodiques, à Salies, à Briscous-Biarritz, à Dax, à Salins, ou ailleurs, pour préparer convenablement un diabétique, dont l'état est grave, à faire une saison profitable auprès des eaux alcalines.

Le Dr Garrigou professe qu'une saison aux eaux chlorurées fortes, dans les affections entrainant un épuisement, une consomption, doit servir de préparation à la médication sédative ou à la médication sulfurée, pour obtenir de celles-ci toute leur utilité et tous leurs avantages. Par analogie, ne peut-on pas admettre qu'une semblable pratique, appliquée aux cures d'eaux alcalines en vue du diabète, aurait sa raison et son utilité ?

Cette association de la cure chlorurée sodique à la cure sulfureuse va nous fournir le trait d'union pour passer à l'étude de la dernière classe d'eaux minérales qu'il nous reste à envisager, celle des eaux sulfurées. Et comme il existe, parmi celles-ci, des sources qui sont à la fois sulfureuses et chlorurées sodiques, c'est par elles que nous allons commencer. A ce titre, nous parlerons d'abord d'*Uriage*.

Uriage.

Situées dans l'Isère, ancien Dauphiné, les sources de ce nom sont, les unes crénatées ferrugineuses et arsenicales, pouvant, à ce titre, être utilisées chez certains diabétiques. — les autres chlorurées, sulfurées et sulfatées, avec dix grammes de minéralisation totale, dans laquelle les chlorures, et surtout le chlorure de sodium, figurent pour plus de moitié, pour 6 gr. 50 environ. Toutes ces sources sont froides : les dernières seules vont nous occuper.

Elles ont été bien étudiées par le Dʳ F. Berlioz qui, entre autres travaux, en a communiqué un à l'Académie de médecine, en avril 1884, dans lequel il cherche à établir les indications thérapeutiques de ces eaux, en se fondant sur leur action physiologique chez l'homme sain. Pour lui, les diathèses ont leur raison d'être dans un vice de nutrition. Les eaux d'Uriage ayant pour éléments principaux le chlorure de sodium et l'acide sulfhydrique, deux excitants de la nutrition, on peut supposer *a priori* que ces eaux exerceront sur cette fonction une action favorable. S'étant soumis lui-même, en bonne santé, à des expériences avec ces eaux, tout étant bien dirigé, calculé et pesé, ayant fait une expérience semblable sur un arthritique, il est arrivé à ces résultats, que l'eau d'Uriage élève le chiffre de l'urée, tout en ayant une action diurétique peu marquée, et à cette conclusion que cette eau est indiquée dans toutes les maladies par ralentissement de la nutrition, parmi lesquelles il fait figurer le diabète. Mais nous ignorons si la clinique a fourni des faits, et surtout s'il en a été publié pour prouver une action curative.

En tout cas, on peut voir que ces eaux participent des indications des eaux chlorurées, à savoir qu'elles s'adressent aux diabétiques arthritiques, affaiblis, hypoazoturiques, à nutrition qui a fléchi. Nous montrerons plus loin quelle est l'action des eaux sulfureuses qui entre pour une part dans la leur.

Allevard.

Pour ne pas sortir du Dauphiné, nous rappellerons que la première observation de diabète communiquée, en 1854, à la Société d'hydrologie de Paris, comme ayant été soigné par les eaux minérales, était due au Dr Niepce, médecin inspecteur des eaux d'Allevard. M. Durand-Fardel en a donné le détail dans sa lettre XIe sur Vichy. Il s'agissait d'un robuste montagnard de 36 ans, rhumatisant, et diabétique depuis cinq mois ; l'urine renfermait une quantité considérable de sucre. Le traitement se composa de bains quotidiens très prolongés, d'une à cinq heures de durée, de douches générales et d'eau sulfureuse en boisson. En plus de cette particularité de l'emploi de bains fort longs, genre Louëche, pouvons-nous dire, ce cas présenta cette autre assez intéressante, c'est qu'au bout de huit jours, il n'y avait aucun changement dans l'urine, ni dans les symptômes généraux ; mais alors il survint une crise, du frisson, une fièvre intense, des sueurs très abondantes et une éruption d'urticaire. Aussitôt l'urine diminua de quantité, ainsi que la proportion de sucre qu'elle contenait. Ces accidents passés, le traitement fut repris, et au bout d'un mois il y avait une grande amélioration. Un an après, cet homme

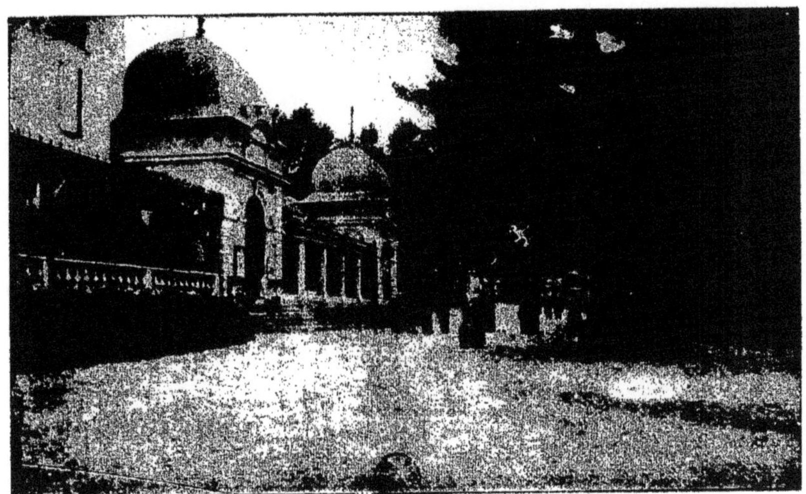

Allevard.

revint à Allevard, bien portant, mais présentant encore un peu de sucre dans les urines ; depuis, il a paru au Dr Niepce avoir entièrement recouvré ses conditions normales.

Dans une seconde observation du même médecin, il s'agissait d'un homme de 56 ans, diabétique depuis dix-huit mois, et chez qui le traitement de Bouchardat n'avait amené qu'une amélioration passagère. Lorsqu'il arriva à Allevard, les symptômes du diabète étaient très prononcés, l'haleine fétide, la fièvre irrégulière ; il y avait de la toux et la respiration se faisait mal dans les poumons. Comme dans le cas précédent, il survint, au bout de huit jours, une fièvre intense et d'abondantes sueurs accompagnées, cette fois, d'une éruption miliaire. Ce fut après cette crise seulement que la quantité de sucre et l'abondance des urines diminuèrent d'une façon sensible. Cette amélioration persista deux mois ; au bout de ce temps, les accidents pulmonaires s'exaspérèrent et le malade succomba.

Il s'agit ici sans doute d'une phtisie diabétique, déjà en cours quand le malade vint à Allevard, et que ces eaux ne pouvaient pas guérir, comme elles avaient guéri le malade de la première observation, lequel n'était probablement qu'un glycosurique !

Toujours est-il, comme le dit M. Durand-Fardel, que c'est sous l'influence apparente de phénomènes critiques que les caractères chimiques du diabète se sont affaiblis. Nous en concluons aussi que la poussée thermale n'est pas un vain phénomène et qu'elle peut avoir son utilité : mais il n'en va pas toujours de même.

Après ces faits du Dr Niepce, nous ne trouvons plus, dans les *Annales hydrologiques*, rien qui intéresse les eaux sulfureuses au point de vue du diabète. Ce n'est probablement pas que les occasions aient fait défaut, mais nous ne connaissons pas les publications isolées qui ont pu se produire à ce sujet.

Eaux sulfureuses.

Cauterets.

En 1881, le Dr de Larbès a fait paraître, à Paris, une brochure sur le *Traitement du Diabète sucré par la source de Mauhourat, à Cauterets.* Dans les six observations qu'il donne, et qui pèchent un peu pour la clarté des dosages du sucre, on voit, dit l'auteur, qu'il ne s'agit pas de glycosurie simple, et que tous ces cas doivent être acceptés comme des cas de diabète parfaitement caractérisé. L'eau de Mauhourat a été regardée depuis un temps immémorial comme favorisant les actes de la digestion ; elle a, de plus, des propriétés diurétiques et dépuratives bien définies, grâce à ses principes alcalins spéciaux qui sont, au premier titre, des silicates de soude, de chaux et de magnésie. Gigot Suard pensait qu'aucune autre eau minérale n'agit avec plus d'énergie sur l'excrétion rénale, et ne débarrasse mieux le sang des principes qui le vicient. Le sulfure de sodium doit aussi entrer en ligne pour expliquer ses effets.

Le Dr de Larbès ne prétend pas ériger en guérisons radicales les améliorations considérables observées par lui chez ses diabétiques. Il croit que la coexistence du diabète avec une affection rhumatismale et catarrhale, comme c'était le cas chez ses malades, indique mieux les sources de Cauterets, celle de Mauhourat en particulier, que les eaux alcalines pures. Il en cherche la raison précisément dans cet assemblage morbide ; et il pense que les eaux de Cauterets ont modifié avantageusement chez ses diabétiques quelques troubles fonctionnels du foie, grâce à leur alcalinité et aussi à leur sulfuration relativement minime, mais suffisante pour stimuler cet organe et rendre plus profonde l'absorption des alcalins spéciaux, agissant ainsi sur les éléments primordiaux de l'organisme ; tandis que l'effet des alcalins purs se borne, d'après Gubler, à favoriser la dissolution des hématies et à déterminer la dyscrasie albumineuse.

Au Congrès de Biarritz, en 1886, le D' Duhourcau présenta un travail concernant *les eaux sulfureuses, et en particulier les eaux de Cauterets, dans le traitement des diabètes albumineux et sucré*. Nous n'en retiendrons que la partie relative à notre sujet. Classant le diabète sucré dans les maladies diathésiques, par ralentissement ou lésions de la nutrition, l'auteur fait jouer aussi un rôle à l'arthritisme dans les observations qu'il présente pour prouver que les eaux sulfurées doivent compter parmi les ressources à opposer, non plus par hasard, mais d'une façon positive et certaine, au diabète sucré. Celui-ci se réduisant à une aberration de la nutrition, on comprendra, dit-il, que les eaux de Cauterets, essentiellement otniques et remontantes et aussi dépuratives, aient de bons effets sur ce mal. Des nombreuses sources de Cauterets, toutes sulfurées sodiques et thermales, il a surtout employé Mauhourat et les Œufs, dont la température native atteint 50° pour la première et 53° pour la seconde de ces sources. Boisson, bains et douches ont fait les frais du traitement, et ont suffi, dans les quatre cas qu'il détaille, à abaisser considérablement, sinon à faire disparaître le sucre, tout en améliorant l'état général des malades. Il conclut que les eaux sulfureuses, surtout les sulfurées faibles, silicatées sodiques et arsenicales comme sont les eaux de Mauhourat, du Petit-Saint-Sauveur, du Pré, du Bois, du Rocher et des Œufs, à Cauterets, ont une place honorable à prendre dans le traitement du diabète sucré.

A ce même Congrès d'hydrologie, le D' Daudirac, à propos d'une communication du D' Boucomont sur le traitement hydrominéral du diabète, que nous avons analysée plus haut, a avancé qu'on améliorait les diabétiques aux eaux des Pyrénées comme aux eaux d'Auvergne : l'air des montagnes, les excursions ont leur part d'influence, en activant le mouvement nutritif et faisant brûler le sucre. Il est d'ailleurs admis aujourd'hui que les eaux sulfureuses produisent souvent des modifications heureuses dans le diabète.

A l'occasion de la lecture du travail de M. Duhourcau, le Dr Garrigou avait communiqué à plusieurs membres du Congrès, sur l'action des eaux sulfureuses des Pyrénées, des observations toutes personnelles. Ainsi qu'il le dit dans le tome IV de sa *Revue d'hydrologie pyrénéenne*, page 394, ses collègues du Congrès ont supposé, comme lui, que c'était l'alcalinité de l'eau, dominant dans beaucoup d'eaux sulfurées par suite de l'altération du sulfure, qui produisait les heureux résultats annoncés contre le diabète. Y a-t-il autre chose? — M. Garrigou se proposait de le chercher. Espérons que le professeur d'hydrologie de Toulouse se souviendra de ce qu'a donné à espérer le secrétaire général du Congrès de Biarritz.

En attendant, il nous a fait savoir, dans la note insérée à la page ci-dessus de sa *Revue d'hydrologie*, quelques résultats de sa pratique médicale. « J'ai remarqué, écrit-il, que les eaux qui contiennent de la lithine, du cœsium et du rubidium en quantités appréciables, et parmi les eaux sulfurées celles qui, en même temps qu'elles tiennent ces métaux en solution, sont sensiblement dégénérées, produisent d'heureux effets dans le diabète. A Ax, la source bleue qui ne contient que de la soude, de la potasse et de la lithine, sans cœsium ni rubidium, m'a servi à calmer la soif de diabétiques rhumatisants et même à modifier sensiblement leur état. » Ces remarques du Dr Garrigou sont une véritable application de la métallothérapie à l'étude des eaux sulfureuses des Pyrénées. Nous avons montré plus haut, à la fin de notre paragraphe sur Vichy, le rôle que métalloscopie et métallothérapie ont joué et peuvent avoir à jouer dans le traitement hydrologique du diabète. C'est ainsi qu'il faudra conseiller Saint-Christau aux malades sensibles au cuivre, Cauterets à ceux sensibles au zinc de préférence, et les Eaux-Bonnes à ceux sensibles à l'étain

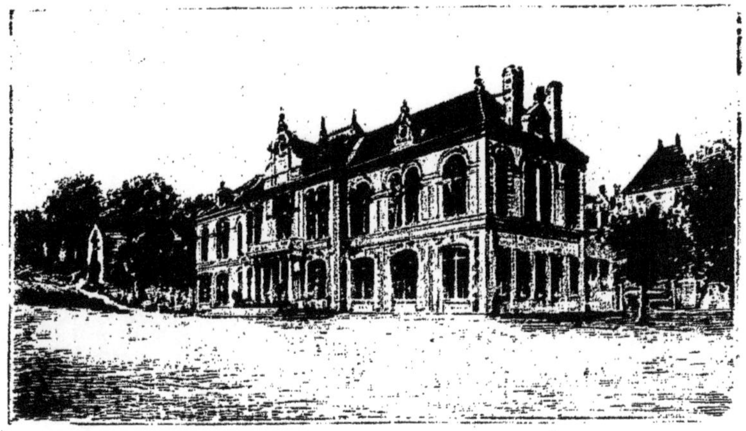

Cauterets : Thermes des Œufs, et Casino.

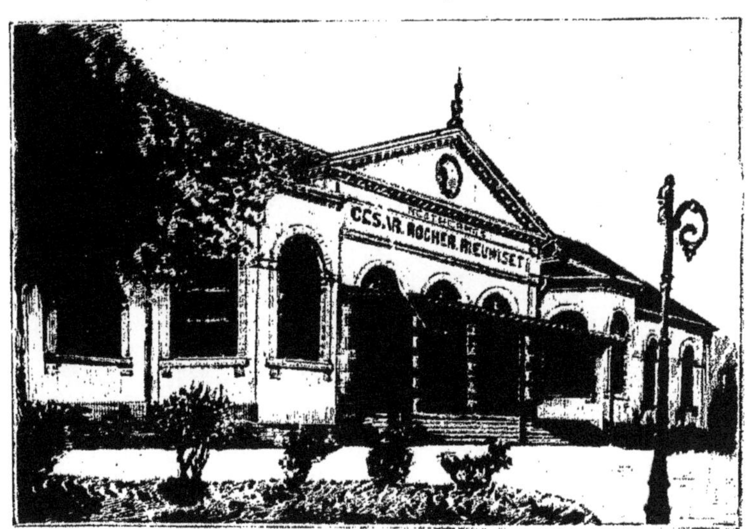

Cauterets : Néothermes.

[Depuis l'année 1894, où j'ai écrit ce travail en vue du concours *fermé* pour le prix Capuron, à l'Académie de médecine, c'est-à-dire sans me faire connaître comme son auteur, j'ai eu plusieurs autres occasions de soigner des diabétiques à Cauterets. *J'ai toujours constaté chez eux une amélioration sensible.*

Je résumerai ici trois de ces observations. Et d'abord celle d'un médecin, un des quatre sujets dont j'avais entretenu le Congrès de Biarritz, en 1886, qui revient régulièrement chaque année à Cauterets, pour y soigner une bronchite emphysémateuse et en même temps un léger diabète dont régulièrement nos eaux amènent, en quinze à vingt jours, une diminution des plus marquées. C'est ainsi que, en 1896, perdant, au début de sa cure, 7 gr. 27 de sucre par jour, le Dr M. n'en perdait plus que 1 gr. 50, quinze jours après. En 1897, au 16 juillet, trois jours après son arrivée, son urine des vingt-quatre heures renferme 15 gr. 75 de sucre et 33 gr. d'urée ; tandis que le 30 juillet, deux semaines plus tard, elle contient la même quantité normale d'urée, et seulement 3 gr. 35 de sucre, d'où une réduction de près des quatre cinquièmes de la glycosurie.

Chez un autre diabétique azoturique que je vis seulement pendant huit jours, je constatai, le 7 août 1897, pour un volume de 2250 cc. d'urine, une perte journalière de 60 gr. 75 d'urée et 7 gr. 05 de sucre. Le 14 août, le malade avait excrété 61 gr. 88 d'urée, et seulement 5 gr. 10 de glycose.

Mon cas le plus intéressant est celui d'un neurasthénique, rhumatisant, ankylosé d'un membre inférieur, affligé en plus d'un diabète sucré, que j'ai pu soigner pendant cinquante-cinq jours consécutifs, par la boisson de Mauhourt, des bains toni-sédatifs au Petit-Saint-Sauveur ou au Rocher, alternant avec de simples douches tempérées au Rocher. Voici le tableau de la diminution progressive qu'a éprouvée la glycosurie pendant cette cure, qui fut séparée en deux périodes par une dizaine de jours de repos.

Nᵒˢ D'ORDRE	DATES	SUCRE TOTAL	URÉE TOTALE
1ʳᵉ analyse	16 juillet	25 gr. 00	16 gr. 00
2ᵉ —	22 —	11 gr. 35	36 gr. 00
3ᵉ —	30 —	8 gr. 80	37 gr. 50
— —	— —	repos	— —
4ᵉ —	6 août	9 gr. 30	42 gr. 00
		reprise du trait.	
5ᵉ —	13 —	6 gr. 00	35 gr. 00
6ᵉ —	20 —	6 gr. 25	35 gr. 60
7ᵉ —	28 —	5 gr. 00	36 gr. 00
8ᵉ —	4 septembre	5 gr. 55	28 gr. 60

Ces exemples corroborent ce que je disais au Congrès de Biarritz, et ce que d'autres médecins distingués ont constaté, en France et à l'étranger, avec des eaux analogues à celles de Cauterets, à savoir que les eaux sulfureuses faibles, silicatées et arséniées, sont réellement utiles, non seulement contre les affections qui les font conseiller chez les glycosuriques, mais contre le diabète sucré lui-même.]

Nous ne sachons pas que d'autres eaux sulfureuses pyrénéennes aient été conseillées contre le diabète. Dans bien des monographies de ces stations, signées de noms fort respectables, et remontant encore à peu d'années en arrière, le mot de diabète n'est même pas prononcé.

Le Dʳ E. Monin dit de *Saint-Honoré, dans la Nièvre,* où le Dʳ M. Odin a dosé l'arsenic, que cette eau sulfo-arsenicale est excellente pour les diabétiques à poitrine faible et délicate. C'est la seule eau sulfurée dont il cite le nom.

Quant au Dʳ Dreyfus-Brisac, il n'en indique pas une seule.

Aix en Savoie.

Il en existe d'autres cependant que celles nommées par nous, où les diabétiques pourraient faire une cure utile, à condition que celle-ci soit bien dirigée. Ainsi, dans son livre sur *les malades qui guérissent aux eaux d'Aix-les-Bains,* le Dʳ E. Monard, après avoir écrit que le traitement habituellement suivi à Aix est plus nuisible qu'utile aux diabétiques, parce que ceux-ci, s'imaginant que l'eau minérale doit suffire à tout, s'affranchissent de tout régime, ajoute : « nous devons guérir à Aix les diabétiques à cause de nos admirables ressources, si nous voulons nous inspirer des remarquables observations publiées par Martineau... Que ne pourrait-on faire en transportant cette thérapeutique dans notre belle cité thermale, complétée par des stations d'altitude à 800, 1000 et 1600 mètres, où nous réaliserons toutes les conditions favorables pour le relèvement des forces et une meilleure oxygénation du sang ? » Mais du traitement thermal du diabète à Aix, il n'est pas dit un mot !

Serait-ce que les médecins d'Aix refusent à leurs eaux toute vertu antidiabétique ? Car qui voudra trouver ce que le Dr Monard réclame, le rencontrera dans toute station thermale d'une certaine importance.) — On serait tenté

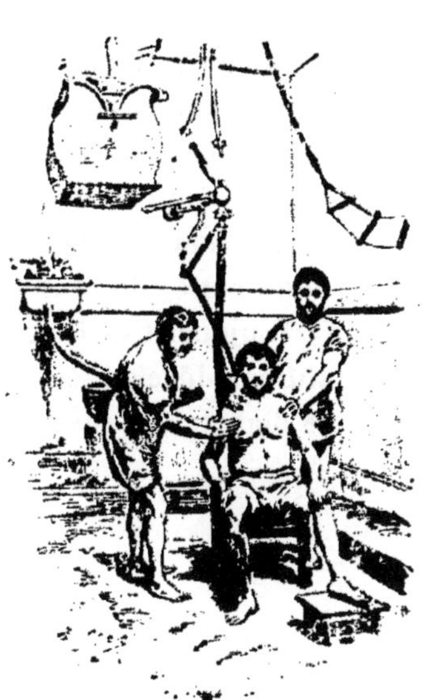

Douche-Massage.

de le croire, en lisant la notice qu'un autre médecin d'Aix, le Dr H. Forestier, a publiée, en avril 1890, dans les *Archives générales d'hydrologie*, sur la douche chaude et le massage combinés dans le traitement *hygiénique* du diabète essentiel. Le titre seul dit que l'auteur s'est peu préoccupé de l'action de l'eau minérale d'Aix sur ses diabétiques. Il s'agit en effet de l'action de la *douche-massage*, procédé hydriatique qui constitue ce que le mode d'administration des eaux d'Aix a d'original et de caractéristique, beaucoup plus que des propriétés de l'eau elle-même. Il est vrai que celle-ci a été appliquée sans régime alimentaire spécial, sous une pression de quatorze mètres, avec une eau au degré utile (35° à 40°), le massage sous l'eau durant dix minutes. La douche a été donnée une fois par jour, pendant dix-huit à vingt jours. Deux observations précises et détaillées renseignent complètement : mais nous y voyons, résultat auquel on ne devrait pas s'attendre, que, dans un cas, le sucre urinaire a augmenté entre la cinquième et la neuvième douche, et dans le second de même après les premières douches. Cependant le résultat final a été favorable. L'auteur a bien soin d'écrire que, laissant de côté les propriétés spécifiques de l'eau thermale hydro-sulfurée, il ne voit dans la réduction de la glycosurie que le fait du mode d'administration, de la *douche-massage*, c'est-à-dire une action sur la nutrition élémentaire. Cette étude serait donc plutôt du ressort de l'hydrothérapie pure et simple.

Toujours est-il qu'on ne saurait nier, après les considérations développées dans ce paragraphe, les bons effets sur le diabète des eaux sulfureuses en général.

Eaux étrangères.

Dans les pages qui précèdent, nous avons fait connaître du mieux qu'il nous a été possible, selon les ressources bibliographiques dont nous avons pu disposer, les eaux minérales de la France qui ont été recommandées contre le diabète. Nous avons étudié les eaux antidiabétiques d'Autriche ou de Prusse, et nous avons signalé quelques eaux de la Belgique pouvant rendre certains services dans le traitement de cette maladie. Nous allons passer rapidement en revue les eaux de même nature des autres pays voisins, de l'Espagne, du Portugal et de l'Italie, espérant ainsi arriver à compléter notre étude de ce que nous appellerons la matière médicale fournie par l'hydrologie à la cure du diabète. Comme nous l'avons fait pour les eaux minérales de la France, nous emprunterons surtout nos documents aux *Annales de la Société d'hydrologie espagnole* ou aux seules œuvres de médecins hydrologues dignes d'estime et de confiance.

Espagne. — Mondariz.

En Espagne, les eaux bi-carbonatées sodiques ferrugineuses, froides, de Mondariz, jouissent d'une réputation méritée contre le diabète. On y compte deux sources. Au mois de novembre 1879, le Dr I. Pondal, médecin directeur de ces eaux, lut à la Société d'hydrologie de Madrid un Mémoire très bien compris, où il démontre, à l'aide d'observations cliniques détaillées et bien ordonnées, la valeur de sa station, qu'il place au-dessus même de Vichy. Nous croyons utile d'en donner un rapide aperçu.

Après quelques pages consacrées à la pathogénie du diabète, après avoir exposé, comme il dit, les tristes résultats obtenus par les moyens diététiques et pharmacologiques, l'auteur en vient aux effets que produisent les eaux minérales.

Exception faite des observations recueillies à Carlsbad et à Vichy, le Dr Pondal croit que les histoires cliniques du diabète sucré publiées avec les résultats obtenus par la médication hydrominérale sont peu nombreuses. Il est vrai que, depuis quinze ans, ces observations se sont multipliées, en France surtout. Les eaux de Carlsbad et de Vichy ont pour résultat de diminuer la quantité de sucre en améliorant notablement les autres symptômes. Durand-Fardel convient que la disparition complète du sucre est très rarement obtenue, pour si régulier et prolongé qu'ait été l'usage des eaux minérales. Il en est de même à Mondariz.

Toutes ces eaux, comme le dit fort bien le Dr Velasco dans son livre écrit en espagnol (*Guia medico-practica de las aguas de Vichi*), paraissent atténuer les effets du mal bien plus que s'attaquer à sa cause.

Dans les deux seules observations types que produit le

D' Pondal, nous voyons, sous l'action de la boisson seule de l'eau de cette station, allant de 1500 gr. à 2500 gr., le sucre rester d'abord stationnaire pendant les huit premiers jours, la polyurie persister, mais la sensation de la soif s'apaiser. A partir de ce jour, l'amélioration s'accuse, l'état général devient meilleur, les forces augmentent, et le sucre tombe successivement, chez le premier malade, un chanoine obèse et âgé, de 195 gr., dans les vingt-quatre heures, à 112 gr., au bout de six jours, puis à 83 gr., puis à 57 gr., au vingtième jour de la cure. Quelques bains de mer durant l'été et un régime convenable permirent au malade de se maintenir. Revenu au mois de septembre, avec 55 gr. de sucre perdu dans les vingt-quatre heures, dans environ trois litres d'urine, ce même malade, en suivant le même traitement limité à la boisson de 2 litres à 2 l. 1/2 d'eau de Mondariz, qu'il dut, à la fin, réduire de moitié, puis suspendre trois jours à cause d'une diarrhée assez forte, en arrive à voir le sucre disparaître complètement de ses urines, où ni la potasse, ni le réactif de Trommer n'en laissaient constater de traces. — Mais cette guérison s'est-elle maintenue? Le D' Pondal ne le dit pas.

Sa seconde observation n'est pas moins intéressante. Il s'agit d'un jeune homme qui avait eu, quelques années auparavant, une hémorrhagie broncho-pulmonaire, jugée sans gravité par Pidoux qui en avait soigné les suites aux Eaux-Bonnes. Une première analyse faite, le 16 février, par un chimiste habile de Madrid, dénote, au commencement de 1877, 14 gr. par litre, 30 gr. en 12 heures, soit environ 60 gr. par jour. Mais, chose singulière, deux jours après, le 28 février, le sucre arrive à la dose énorme de 208 gr. en vingt-quatre heures. Le 22 février, il est à la dose de 62 gr. 90 par litre. Le malade se met alors à l'usage de l'eau de Mondariz qu'il boit mêlée au vin, et parfois pure. Le 5 mars, il n'y a plus que 45 gr. de sucre par litre; — le 12 mars, 38 grammes; — le 9 mai, 35 gr. 5, — et à la fin juin, 37 gr. par litre. Sous l'action des eaux de Mondariz transportées,

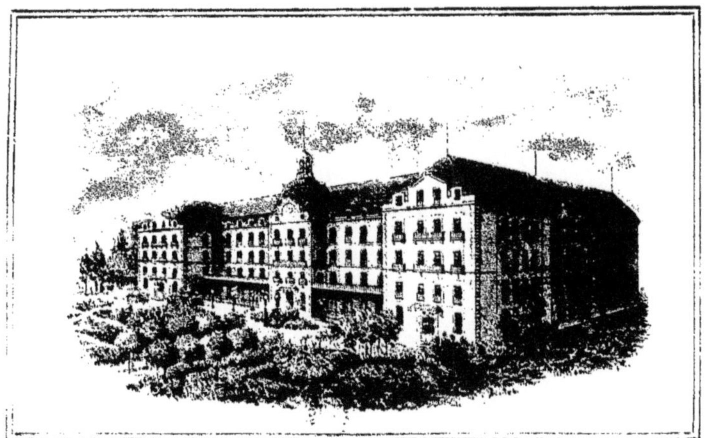

Etablissement thermal de Mondariz (Espagne).

le sucre avait donc baissé de 69 gr. à 37 gr., soit de près de moitié. Venu à Mondariz, en juillet, le malade y boit 2 litres d'eau par jour, en plusieurs prises, et pendant vingt-deux jours. Après une semaine de traitement, il commença à sentir une amélioration qui s'accusa jusqu'à la fin, dans tous les symptômes, parallèlement à la diminution de la glycosurie, qui, le 31 juillet, était à peine de 3 gr. par litre, et de 7 gr. en 24 heures. — Le 16 novembre, le chimiste Saenz Diez ne dosait plus que 4 gr. 743 de glycose dans les urines émises en vingt-quatre heures. Le malade se disait tout à fait bien guéri.

Depuis lors, les eaux de Mondariz ont acquis une réputation croissante, et le D' Pondal a vu le nombre des diabétiques y augmenter : de 4 seulement qu'il était en 1877, — à 5 en 1878, — et à 21 en 1879. De ces 30 cas qu'il a pu étudier, dont quelques-uns pendant ces trois saisons, il conclut que :

1° Les eaux bicarbonatées sodiques de Mondariz ont une efficacité réelle dans le diabète sucré ;

2° Le symptôme qui disparaît le plus promptement dans leur action est la soif immodérée, qui se calme dès le troisième ou quatrième jour ;

3° Le sucre ne diminue pas d'une façon sensible durant les six premiers jours de la cure ; il se réduit à la moitié, au bout des huit jours suivants, et la diminution est beaucoup plus marquée quand, à l'usage de la boisson, on ajoute les bains généraux ;

4° Avec deux saisons de vingt jours chacune, on peut obtenir la disparition complète du sucre, bien que, en règle générale, il en reste une petite quantité, assez insignifiante ;

5° A mesure que le malade perd moins de sucre, il se sent plus de forces, la nutrition devient plus régulière, et les chairs reprennent une partie de leur embonpoint ;

6° Enfin, dans les cas où le sucre a complètement disparu, le diabète a une certaine tendance à la récidive, ce que l'on constate par les agents chimiques, à l'aide desquels on découvre une très petite proportion de sucre dans l'urine. Ce dernier point répond à la question que nous nous sommes posée plus haut, au sujet de la guérison supposée du premier malade du Dr Pondal.

Comment agissent les eaux de Mondariz dans le diabète? — Est-ce par les conditions climatologiques du pays, par leur composition chimique, ou par ces deux circonstances réunies?

A ces demandes, le Dr Pondal répond que, à juger des effets produits par ces eaux embouteillées, le pays joue un rôle insigniliant, pour ne pas dire nul, dans la cure du diabète.

Plusieurs diabétiques qui avaient usé de ces eaux à domicile, et même des eaux de Vichy, ont ressenti dans la station une amélioration qu'ils n'avaient pas éprouvée jusque-là, et le Dr Pondal en donne la preuve par une lettre d'un de ses clients, qui, venu à Paris pour quelque temps, y demande des eaux de Mondariz et s'en fait adresser une caisse pour remplacer Contrexéville et Vichy qui, dit-il, ne lui réussissent pas aussi bien. Mais mieux vaut encore prendre toutes ces eaux à leur source.

L'eau de Mondariz se distingue de celle de Vichy principalement en ce qu'elle renferme moitié moins de bicarbonates alcalins, mais dix à douze fois plus de bicarbonate ferreux.

Est-ce à cela que les eaux de la station espagnole devraient une action remarquable? — Avec beaucoup de sens clinique, le Dr Pondal est loin de l'affirmer, et il attend, dans l'avenir, des explications chimiques ou physiologiques qui le satisfassent plus complètement. Pour le moment, il se contente des résultats que l'expérience lui a dévoilés, — qu'elle confirme chaque année — et dont il tire la conclusion que les eaux de Mondariz sont le remède le plus puissant et le plus efficace contre le diabète sucré.

Toujours est-il qu'elles ont vu, depuis lors, leur clientèle de diabétiques s'accroître d'année en année, et leur réputation s'étendre dans la péninsule, jusqu'au centre du Portugal. Dans l'*Annuaire des Eaux minérales* d'Espagne pour 1889, que nous avons eu l'occasion de consulter, le Dr J. Pondal, qui est resté directeur des eaux de Mondariz, accuse, pour l'année 1888, — 122 cas de diabète qu'il a eus à soigner, et sur lesquels il a compté 56 guérisons, 60 améliorations, et seulement 6 insuccès : ces résultats sont évidemment fort beaux et font honneur à la station de Mondariz.

Marmolejo.

Après elle, vient, en seconde ligne, la station de Marmolejo, dans la province de Jaen. Ses quatre sources, froides, à 21° c., sont aussi bicarbonatées sodiques.

A la fin de janvier 1881, le Dr Fernandez Flores, directeur de ces eaux, fit à la Société espagnole d'hydrologie une communication intéressante, où il étudia longuement l'étiologie pathologique dans ses relations avec le diabète et ses formes, avec son pronostic et avec son traitement. Il divise les causes du diabète en fondamentales et accidentelles. Nous n'avons pas à nous étendre sur ce travail, dispensé que nous en sommes par le résumé que nous avons donné de l'étude générale du diabète dans la première partie de ce travail. Qu'il nous suffise de dire que les eaux de Marmolejo ont aussi fait leurs preuves, et que, en 1888, le même médecin directeur accusait une statistique des plus favorables : sur 52 diabétiques qu'il y avait soignés dans le cours de cette année, il comptait 4 guérisons (chiffre plus modeste que celui enregistré sous cette rubrique à Mondariz, 45 améliorations, et 3 résultats nuls.

Avant lui, le Dr Manzaneque avait communiqué à la Société d'hydrologie de Madrid une intéressante observation de diabète traité par ces mêmes eaux, qui avait donné lieu à une discussion instructive à laquelle avait pris part le Dr M. Taboada, une des autorités hydrologiques de l'Espagne, qui exposa alors son sentiment à ce sujet.

Fuente Agria de Villaharta.

L'*Annuaire des Eaux minérales d'Espagne*, de 1889, nous fournit des statistiques précieuses établissant la valeur de quelques autres stations du pays réellement utiles dans la cure du diabète. C'est ainsi que les chiffres relevés et publiés par le D' J. Vasquez Pulido, pour la station de Fuente Agria de Villaharta, dans la province de Cordoue, placeraient ces eaux bicarbonatées mixtes, ferrugineuses et froides, avant la station de Mormolejo. Sur 72 diabétiques observés par lui, le directeur de Fuente Agria a compté 19 guérisons, 50 améliorations et 3 insuccès seulement. Cette statistique est des plus consolantes, et place la station en un rang fort honorable parmi ses similaires.

Autres stations.

Après elle, nous signalerons comme ayant donné des résultats dans la cure du diabète, et par ordre décroissant, parmi les eaux bicarbonatées, — les eaux bicarbonatées sodiques faibles et froides de *Sobron y Soportilla*, dans la province d'Alava, où le D' Gurucherri a relevé, en 1888, — neuf améliorations sur neuf diabétiques soignés par lui ; les eaux de même nature de *Sousa y Caldeliñas*, province d'Orense, où le D' Fuentes a signalé une guérison et un insuccès dans la même année, — celles de *Burlada*, en Navarre, qui ont produit une amélioration.

Parmi les eaux bicarbonatées calcaires, celles d'*Urberuaga de Alzola*, en Guipuzcoa, qui ont une température de 30° 5 c., ont donné au D' Lopez Fernandez une amélioration seule sur quatre diabétiques qui y sont venus.

Les eaux de *Segura*, d'Aragon, de *Larrauri*, en Biscaye, figurent comme ayant amélioré chacune le seul diabétique que leurs médecins directeurs y aient observé.

En dehors de ces eaux alcalines, l'Espagne compte d'autres eaux de natures diverses, où les diabétiques indigènes vont quelquefois chercher du soulagement. Ainsi, parmi les eaux *sulfurées*, nous voyons figurer avantageusement les stations de *Montemayor*, où le Dr Benito Crespo, avec ses deux sources sulfhydriquées et chaudes, a obtenu quatre améliorations sur dix malades traités.

Les eaux sulfureuses sodiques et iodées de *Lugo* ont amélioré les deux diabétiques qui y sont venus en 1888.

Parmi les eaux *chlorurées*, les sept sources tempérées de *Lanjaron*, dans la province de Grenade, qui sont aussi ferrugineuses et bicarbonatées, ont donné au Dr Gomes Torres une guérison et quatre améliorations, sur sept diabétiques.

Les eaux de *Cestona*, en Guipuzcoa, ont amélioré les quatre malades de diabète que le Dr Amos Calderon a observés en 1888.

Nous ajouterons à ces eaux, comme ayant été recommandées contre le diabète, les eaux d'*Ibero*, *Argentona* et *Nuestra Señora de las Mercedes*.

De ces constatations il résulte que, en Espagne comme en France, les diabétiques sont adressés à des eaux bicarbonatées, sodiques de préférence, mais que d'autres sources, chlorurées sodiques, et sulfureuses surtout, leur procurent également de sensibles avantages. C'est ce que confirment le D^r An. Garcia Lopez dans son ouvrage *Hidrologia medica* et les Drs Doz et Builla dans leur *Tratado de hidrologia medica*, livres qui font autorité en Espagne, comme le montrent les récompenses dont tous deux ont été honorés à l'Exposition universelle de Barcelone.

Voici d'ailleurs comment le premier de ces écrivains résume, à tous les points de vue, la question du traitement hydrologique du diabète sucré :

« Quant aux eaux minérales, on a préconisé d'une façon presque exclusive les eaux alcalines, mais en se fondant sur une fausse théorie, ce qui ne veut pas dire que ces eaux ne sont pas applicables à la cure du diabète.

« Il ne faut pas, dans le traitement du diabète par les eaux minérales, se limiter à diminuer la quantité de sucre des urines ; car l'objet principal du traitement doit être de donner du ton, de la tonicité au système nerveux et à l'organisme entier, pour changer les actes de nutrition qui sont pervertis. De là la recommandation des bains de mer à titre de médication tonique et reconstituante, mais simplement auxiliaire, comme l'hydrothérapie.

« Le diabète dans ses relations avec les eaux minérales est si peu étudié que l'on ne peut encore formuler de règles à ce sujet, ni recommander des eaux, sinon à titre empirique et avec un succès douteux. »

A côté des eaux de France signalées dans les *Annales de la Société d'hydrologie de Paris*, eaux de Vichy, de Vals, d'Allevard, de Balaruc, etc., le Dr A. Garcia Lopez cite, parmi les eaux minérales d'Espagne, « dont l'influence arrive à détruire temporairement la glycosurie, à retarder le développement de certains phénomènes morbides, et parmi lesquelles quelques-unes enregistrent des guérisons complètes, ou des améliorations notables du diabète, les eaux d'Ibero, Segura, Sobron, Sousa, Argentona, Marmolejo, N. S. de las Mercedes, toutes eaux acidulées ou alcalines bicarbonatées sodiques. L'usage interne de ces eaux à dose assimilable, ou bien comme eau de table quand la minéralisation le permet, est le meilleur moyen de les administrer. Les bains généraux, les douches, les irrigations froides peuvent aussi convenir, comme tout autre procédé servant à tonifier l'organisme et à activer les fonctions nutritives. — Outre ces eaux, celles qui contiennent de l'arsenic et des phosphates en proportions régulières, et où ne dominent pas trop les autres éléments minéralisateurs, peuvent fort bien convenir. Au besoin, on peut associer aux eaux (ici nous faisons nos réserves, en traduisant ce passage) un traitement pharmaceutique basé sur l'arséniate de soude, l'azotate d'urane, qu'on mêlera, si les réactions chimiques ne s'y opposent pas, à l'eau minérale elle-même.

« Mais, pour conseiller les eaux à un diabétique, il ne faut pas qu'il ait atteint une période extrême de son mal, cachexie, phtisie, etc., où la thérapeutique a perdu presque toute sa puissance et son action. »

Comme nous n'aurions pu mieux dire pour résumer le traitement hydrologique du diabète sucré, nous avons tenu à traduire intégralement, malgré sa longueur, ce passage où un maître de l'hydrologie espagnole expose les préceptes de la meilleure pratique. On connaîtra mieux aussi de cette façon quelles idées règnent en Espagne sur la cure hydro-minérale du diabète.

Portugal.

Passons maintenant au Portugal, où nous allons trouver à cueillir beaucoup plus qu'on ne l'aurait supposé tout d'abord.

C'est au magistral *Traité des Eaux minéro-médicinales du Portugal*, du Dr Alfredo Luiz Lopes, et à quelques bonnes monographies que nous empruntons les renseignements suivants.

Il y a, en Portugal, de nombreuses sources utilisées avec avantage dans le traitement du diabète sucré.

Le Dr A. L. Lopes, dans la partie théorique, si nous pouvons dire ainsi, de son remarquable livre, admet une classe d'eaux siliceuses et silicatées ; et comme le professeur Picot a préconisé l'emploi du silicate de soude à l'intérieur pour modérer la transformation de la matière glycogène du foie en glycose, il en déduit son indication, et aussi celle des eaux silicatées, dans la cure des maladies du foie et du diabète.

Disons tout de suite qu'il existe dans une des îles Açores, à *San Miguel*, de nombreuses sources fortement silicatées, bicarbonatées et gazeuses, quelques-unes même sulfureuses et hyperthermales, dont l'emploi dans le diabète est, d'après le médecin portugais, assez naturellement indiqué. Ces dernières sources se rapprocheraient assez de l'eau de Mauhourat, de Cauterets, que nous avons étudiée plus haut.

Parmi les eaux silicatées simples, le Dr A. L. Lopes signale celles de *Monchique*, à 215 kilomètres au sud de Lisbonne, que nous classerions, en France, parmi les indéterminées ou inermes ; elles ont une action réelle dans les affections gastriques et rénales, si souvent concomitantes du diabète.

Le savant hydrologue portugais donne comme nettement actives dans ces maladies, dans celles du foie, et dans le diabète, les eaux faiblement minéralisées, alcalines et lithinées de *Felgueira* (district de Vizeu), à 225 kilomètres au nord de Lisbonne. « Chez les diabétiques, dit-il, ces eaux augmentent l'appétit, diminuent la soif et le pourcentage du sucre dans l'urine ; elles activent la nutrition et développent les forces ; ces améliorations sont durables et même définitives dans bien des cas. »

On peut rapprocher de ces eaux celles de *Moura*, bicarbonatées calciques, dont on extrait des sels utilisés contre les affections arthritiques et la lithiase ; — les eaux analogues de *Caldas de Chaves*, — celles de *Pezo de Melgaço*, dans le Haut-Minho, toutes formellement recommandées contre le diabète.

Gerez.

D'après le Dr A. L. Lopes, une mention spéciale est due aux eaux de *Gerez*, bicarbonatées sodiques, silicatées et surtout fluorurées, qui ont été le sujet d'un livre remarquable du Dr Ricardo Jorge, sous le titre modeste de *Guia thermal de Gerez*. La formule hydrologique de Gerez, nous dit l'auteur de ce *Guide*, est celle-ci : « Eau hyperthermale, hyposaline, bicarbonatée sodique, silicatée et fluorurée... Cette eau est quatre fois plus riche en fluor que la fameuse « Reine des Sources », le Sprüdel, de Carlsbad ; l'eau de

Gerez est, de fait, la plus fluorurée de l'Europe. » Sous son action, le Dr R. Jorge a vu le chiffre de glycose baisser rapidement chez les nombreux diabétiques qu'il a observés. Chez presque tous ce chiffre baissa énormément ou se réduisit à zéro; ce qui démontre que l'eau de Gerez agit utilement sur la formation et la destruction du sucre : le diabète lié à des désordres du foie, et le diabète commun, dit diabète gras, relèvent donc nettement de ses indications.

Thérapeutiquement le foie est le point de mire et le but de la médication; stimuler l'activité du foie est un des plus sérieux avantages du traitement : or Gerez est une des stations qui répond le mieux à cette donnée. Le diabète gras peut être considéré comme une suite de l'hépatose; ces diabètes gras, ou hépatiques, sont précisément ceux dans lesquels Gerez, comme Carlsbad, donne les résultats les meilleurs, quelquefois même curatifs.

Dans les diabètes graves, ou maigres, termes avancés des précédents, l'orbite des perversions dépasse le foie et intéresse tous les éléments organiques importants pour l'utilisation et la destruction du sucre; il provoque même des lésions nerveuses, ou pancréatiques, inguérissables. Ce diabète vrai, attribué par beaucoup d'auteurs au pancréas, trouve, d'après le Dr R. Jorge, dans les eaux minérales un palliatif. Avec les eaux de Gerez, il prescrit une diète de réduction, ou diète sèche, qui se supporte bien à Gerez. Il attribue une part des résultats de la cure de Gerez dans le diabète aux silicates des eaux, qui, comme l'a montré Byasson pour l'eau de Mauhourat, agissent, à titre d'excitant trophique, contre les manifestations arthritiques; c'est ce qu'ont admis, ajoute l'auteur, Gigot-Suard et Garrigou. Enfin Picot a découvert que les silicates avaient une action élective sur le foie, et modifiaient la fonction glycogénique.

En 1857, le Dr A. M. Dias Jordao, qui a été un des professeurs distingués de l'École médico-chirurgicale de Lisbonne, avait développé dans sa thèse, devant la Faculté de médecine de Paris, des *considérations sur un cas de diabète* observé par lui. En décrivant le traitement de cette maladie, il indiqua quelques eaux minérales du Portugal comme pouvant être appropriées à cette cure. Il donna l'analyse de six de ces eaux ferrugineuses et de l'eau sulfurée de l'*Arsenal*. Il citait en outre une dizaine d'autres sources jaillissant sur diverses terres portugaises. D'après le Dr A. V. Lourenço qui les a analysées, les eaux froides d'*Arsenal de Marinha*, voisines de Lisbonne, seraient chlorurées sodiques, magnésiennes (près de 20 gr. de sel par litre) et en même temps sulfureuses. Le Dr A. L. Lopes dit qu'elles sont surtout employées contre le rhumatisme, comme altérantes et dépuratives, à la dose, en boisson, de 100 à 200 grammes par jour ; pour qu'elles deviennent purgatives, il faut en boire 700 à 800 gr., le matin à jeun. De là découle leur utilisation contre le diabète sucré.

Après elles, et près d'elles, on peut citer les eaux du même district, mais moins minéralisées, de *Cucos*, simplement chlorurées, à 3 gr. de sel par litre ; — celles de *Ferveuça*, à 2 gr. de minéralisation totale et 1 gr. 50 de sel ; — les eaux faiblement chlorurées, mais lithinées et sulfureuses, de *S. Jorge*, près de Porto ; — les eaux assez mal déterminées de *Valle da Ursa*, qui, au dire du Dr A. L. Lopes, étant alumineuses, diminuent la polyurie et le pourcentage du sucre chez les diabétiques. Nommons enfin les eaux inermes de *Caldellas*, réputées antirhumatismales et utiles contre le diabète.

Pedras Salgadas.

Des eaux qui paraissent devoir être plus efficaces et que le Dr A. L. Lopes indique nettement contre le diabète sucré, sont les eaux assez fortement bicarbonatées sodiques de *Pedras Salgadas*, à composition assez complexe, contenant bien des éléments utiles contre le diabète. Ces eaux,

jaillissant par six griffons différents situées tout à fait au
nord du Portugal, à 385 kilomètres de Lisbonne, présentent
une minéralisation totale de 4 gr. 50 à 5 gr. 30 par litre.
Elles ont été l'objet de deux intéressantes monographies
publiées, l'une en 1886, par le Dr Ant. Teixeira de Souza,
l'autre, trois ans plus tard, par le Dr A. dos Santos Junior.

La première est un rapport bien étudié résumant quatre
années de pratique de l'auteur dans cette station. Relativement au diabète, après avoir exposé sa pathogénie, les
expériences et les théories de Mialhe, Magendie et Cl. Bernard, puis les opinions de Picot et de Jaccoud sur son
traitement hydro-minéral, il ajoute : « Certains diabétiques
ont besoin d'eaux ferrugineuses ; ce sont les anémiques, à
qui le distingué Dr Dujardin-Baumetz les recommande. Pour
eux, l'eau de la grotte Maria Pia est indiquée : nous l'em-
ployons à doses élevées et répétées, 1000 à 1500 gr. par jour,
et nous conseillons des bains d'immersion dans le but de
faciliter la transpiration cutanée, ne pouvant pas décider
nos malades à faire usage des bains de vapeur. Dans les
dernières saisons, nous avons obtenu des guérisons complètes, comme le montre le relevé statistique placé à la fin du
livre (de 1882 à 1885, — 10 guéris, — 7 améliorés, — 4 dans
le même état). Le Dr A. Teixeira n'hésite pas à mettre les
eaux de Pedras Salgadas au-dessus des eaux espagnoles de
Mondariz, dont il donne l'analyse comparative, et qui passent, en Portugal, pour avoir des qualités spéciales contre
le diabète : il publie deux observations détaillées à l'appui
de son assertion. Le premier patient fut traité par la boisson
de la source de Penedo, à doses élevées et répétées, et par
des douches froides : dès la deuxième saison, il était guéri.
L'autre malade, malgré un découragement complet, soigné
par la même boisson et des bains d'immersion alcalins,
recouvra, après vingt et un jours, l'état normal de sa santé.

Plus tard, le Dr A. dos Santos, dans son livre édité en
1889, a relevé à son tour, pour 1887 et 1888, 15 diabétiques
guéris, 12 améliorés, et pas de résultats nuls. Ces statistiques

sont vraiment très favorables et tout à l'honneur des eaux de Pedras Salgadas, qui se montrent réellement efficaces et en sérieux progrès. Après avoir consacré quelques pages à l'étude générale du diabète, donné quelquesconseils sur le régime à suivre, le D^r dos Santos écrit : « Il est pratiquement démontré que dans l'alimentation et dans les eaux minérales alcalines repose la base du traitement du diabète. L'alimentation doit avoir pour but d'administrer au diabétique la moindre quantité possible de sucre ou de substances productrices de sucre. Les alcalins, en régularisant les fonctions digestives et la nutrition, ont une action probablement directe sur la fonction glycogénique du foie. L'arsenic a aussi donné quelques résultats. Les choses étant ainsi, les eaux de Pedras Salgadas, par leurs alcalis, par leur arseniate, et aussi par leur fer, rendent de grands services, ainsi que le montrent les statistiques. Le traitement consistera dans l'usage interne des eaux, en bains d'immersion, hydrothérapie, gymnastique et autres moyens accessoires ; c'est, en tout cas, un traitement compliqué et que le malade doit suivre rigoureusement. — Les cas de diabète léger sont promptement guéris, en une ou deux saisons à Pedras Salgadas ; mais ce sont ceux que l'on y voit le moins. Au contraire, les cas moyens ou graves y prédominent. Dans ceux-ci le traitement doit être beaucoup plus long, parce que, même dans le cas où le sucre arrive à disparaître à la fin d'une saison, le vice nutritif tend toujours à le faire revenir, et avec lui les autres symptômes. Le malade ne doit pas pourtant se décourager, s'il voit réapparaître le sucre trois ou quatre mois après la cure hydrominérale. Il doit d'abord suivre une hygiène convenable et retourner au traitement balnéaire, autant de fois qu'il le faudra pour obtenir le meilleur résultat possible. Il convient que les diabétiques légèrement attaqués viennent dans cette période, et ne laissent pas leur mal passer à l'état moyen, parce qu'ils obtiendront un meilleur et plus rapide résultat. » — Nous ne saurions dire mieux !

A côté des eaux de Pedras Salgadas se placent, à tous égards, celles de *Vidago*, dans la fertile vallée d'Oura, dont trois sources sont moyennement bicarbonatées sodiques, avec près de trois grammes de minéralisation totale, mais dont la principale, qui porte ce même nom plus spécialement, renferme exceptionnellement près de six grammes de bicarbonates divers, parmi lesquels ont été dosés ceux de lithine et de strontiane, et est par conséquent l'eau alcaline la plus minéralisée de la Lusitanie, le Vichy du Portugal. Aussi est-ce cette source que le plus ordinairement on utilise pour la boisson, mais à doses très modérées, prises pures ou étendues de lait.

Un peu plus au nord encore, se trouve la source de *Villarelho de Raia*, similaire des eaux moyennes de Vidago, recommandée, comme elles, dans la cure du diabète.

Vidago

Le Dr A. L. Lopes, à qui nous empruntons ces derniers détails, a publié, l'an passé, une excellente brochure sur « les eaux minéro-médicinales de *Vidago* ». L'étude du diabète, brièvement exposée, y tient une bonne place ; et nous ne saurions en donner une meilleure idée qu'en en reproduisant les principaux passages plus directement en rapport avec notre sujet.

« Quelles que soient l'origine et la forme du diabète, dit-il, les eaux de Vidago produisent les résultats les plus avantageux et les plus remarquables, pourvu toutefois que le mal ne soit pas parvenu à ses périodes les plus avancées, et par cela même incurables. Par leur usage, la quantité de sucre rendu par les urines baisse régulièrement et progressivement jusque, parfois, à une absence complète ; en même temps l'état général s'améliore, et l'on voit reparaître les anciennes forces dans toute leur énergie. De si beaux résultats, loin d'être éphémères, se prolongent longtemps après l'administration de ces eaux, ils se consolident avec de petites cures semblables, faites de temps à autre, même loin de la source. C'est là l'opinion de tous les médecins qui ont présidé à ce traitement, considéré aujourd'hui comme un des plus profitables, spécialement chez les diabétiques souffrant de congestions répétées du foie, chez les diabétiques obèses, goutteux ou graveleux, et chez ceux qui, faisant peu d'exercice, éliminent beaucoup d'acide urique (Huchard).

« En France, non seulement l'eau de Vichy est le remède classique conseillé à beaucoup de diabétiques, mais le traitement recommandé par Martineau — (eau gazeuse lithinée arsenicale) — jouit d'une grande et légitime renommée. Or notre eau de Vidago étant en tout semblable à celle de Vichy, et contenant le gaz carbonique, le lithium et l'arsenic de la formule de Martineau, en plus du bi-carbonate de soude et des phosphates également recommandés contre le diabète, il était permis d'espérer qu'elle produirait les bienfaits de ces traitements. La pratique confirme cette opinion, amassant par les archives scientifiques de Vidago de nombreux cas de guérison, ou d'améliorations manifestes, dont j'ai eu moi-même l'occasion d'observer quelques-uns.

« A l'usage interne de grandes doses quotidiennes (600 à 800 gr. par jour) de ces eaux, dont on varie la source selon le cas, préférant, par exemple, la source ferrée de Oura pour les anémiques, etc....., il convient souvent d'allier le traitement hydrothérapique par les douches, soit froides et très rapides quand il existe de l'atonie nerveuse, soit chaudes à 34° c., quand il s'agit d'activer la circulation, etc., et même d'ajouter un traitement pharmaceutique éprouvé, en prenant toujours le plus grand soin de l'alimentation, condition indispensable pour obtenir un bon résultat.

« Bien des fois on voit venir dans les stations d'eaux bi-carbonatées arsenicales des diabétiques chez lesquels la cachexie, la tuberculose, des lésions encéphaliques, des œdèmes, des artério-scléroses, des cardiopathies, l'épuisement nerveux et d'autres troubles graves qui accompagnent la dernière période de leur maladie sont plus que suffisants pour contre-indiquer le traitement hydrominéral et même les fatigues du voyage. Cette conduite, qu'il faut éviter à tout prix, outre le danger souvent fatal au patient, nuit aussi à la juste renommée de ce traitement, dont s'éloignent d'autres malades qui auraient dû en recueillir les plus grands avantages. »

Ces citations paraîtront bien longues et peut-être oiseuses pour ce travail ! Le Portugal est si peu connu en France, surtout au point de vue de ses eaux minérales, que nous avons cru pouvoir nous étendre davantage, afin de faire mieux connaître les stations utiles au diabète que ce pays possède, et les savants médecins qui les dirigent.

Nous ajouterons, au sujet de Vidago, le souvenir d'un article en *français*, paru en 1884, dans le journal *Coimbra medica*, dans lequel le D' Richard Mortimer, médecin à Londres, recommandait contre le diabète ces eaux alcalines, qu'il comparait aux eaux de Vichy.

D'après Jaccoud (article du *Nouveau Dictionnaire de médecine et de chirurgie pratiques*), le D' Jordao, dans ses *Estudos sobre a diabetes*, publiées à Lisbonne en 1864, recommande les eaux de Caleço de Viole (*sic*, situées dans la province d'Alentejo. Ces eaux sont limpides, d'une saveur alcaline ; elles marquent 78 à 80° Fahr. (soit 26 à 27° c.) et contiennent dans 128 gr. d'eau, 0 gr. 05 de soude, et un peu de magnésie. Nous avons vainement cherché une station de ce nom, écrit de la sorte du moins, parmi celles mentionnées dans le remarquable livre du D' A. L. Lopes. Mais nous ne doutons pas qu'il s'agisse ici des eaux de *Cabeço de Vide*, dont la température correspond exactement au degré ci-dessus mentionné, qui sont légèrement alcalines et magnésiennes, et en même temps un peu sulfhydriquées. Ces eaux, connues des Romains, sont, à ce que nous apprend le D' A. L. Lopes, assez renommées en Portugal, dans la gravelle, les

calculs rénaux et les névroses gastro-intestinales. Rien
d'étonnant, dès lors, qu'elles puissent donner de bons
résultats dans le diabète.

Italie.

Nous n'aurons pas à nous étendre autant, et de beaucoup, sur les eaux d'Italie recommandées contre le diabète,
que nous l'avons fait pour les eaux de la péninsule ibérique. Malgré nos recherches dans les ouvrages et brochures
concernant les eaux minérales italiennes que nous possé-
dons, quoique nous ayons compulsé la collection des dix
dernières années du journal l'*Idrologia e la Climatologia
italiane*, nous avons trouvé peu de chose à glaner sur ce
terrain un peu neuf peut-être et trop spécial.

Le D\' Cav. Luigi Chiminelli, aujourd'hui professeur
d'hydrologie à l'Université de Rome, et fondateur du journal que nous venons de citer, a publié, en 1880, un livre
assez considérable sur « *le acque minerali d'Italia* », et *leur
thérapeutique*. Il y a consacré un article de trois pages au
diabète, et il cite comme employées à le combattre, les eaux
de Vichy, de Vals, de Carlsbad, de la Bourboule, sans aucune autre. Des eaux antidiabétiques d'Italie, pas un mot !

Dans son *Anauario di climatologia e idrologia medica*,
édité en collaboration avec le D\' G. Faralli, une page
est consacrée aux indications particulières des eaux minérales dans le diabète ; nous y voyons figurer, en 1886, les
mêmes eaux que ci-dessus, et en plus, le Boulou, Royat, et
c'est tout ! Il n'y avait donc pas, du moins jusqu'à l'époque
du premier Congrès d'hydrologie, de station balnéaire ita-
lienne à pouvoir être recommandée dans la cure du diabète.
Cependant, l'Italie possède, d'après un relevé dressé à cette
époque par le D\' G. Faralli, plus de 1600 sources minérales, dont 527 salines, 376 ferrugineuses, 110 acidules
bicarbonatées, et 600 sulfureuses, exploitées dans 134 établissements.

Force nous a donc été de chercher des renseignements dans des publications isolées, dans les monographies que nous avons eues à notre disposition.

Le Docteur Labat a consacré deux courtes mais bonnes études aux eaux de *Monte Catini*, et aux eaux de *Lucques*, en Toscane ; il n'y est pas question du diabète. Cependant, les eaux de cette dernière station, chlorurées et sulfatées, sodiques et calciques, sembleraient pouvoir être utilisées contre le diabète, puisqu'elles sont comparables aux eaux de Tœplitz, d'après Rotureau, et mieux encore, d'après Labat, aux eaux de Louëche en Suisse, ou de Bagnères-de-Bigorre et Capvern, que nous savons recommandées avec avantage dans le traitement de la glycosurie.

Quant aux eaux de *Monte Catini*, elles sont chlorurées, salines, sulfatées, calciques et thermales. Par leurs effets laxatifs et diurétiques, elles exercent une heureuse action sur les affections gastro-intestinales, l'obésité, les maladies du foie ou des voies urinaires : cela donne à penser qu'elles pourraient agir de même contre le diabète.

Dans le numéro d'octobre 1887, de l'*Idrologia medica*, nous trouvons un compte rendu bibliographique sur l'eau lithinée de *San Marco*, dans la province de Grosseto. Cette eau qualifiée d'*antilithiasique*, est essentiellement alcaline, légèrement acidule et ferrugineuse, et aussi une des plus riches en lithine qui existe. Sa minéralisation totale est de 5 gr. 24, dont 1 gr. 20 de bicarbonate de soude, 1 gr. 62 de bicarbonate de magnésie, et 0 gr. 267 de bicarbonate de lithine. Voici ce qu'en a dit le professeur de Renzi : « Cette eau agit sur quelques affections constitutionnelles. Par son emploi chez les diabétiques, on note la diminution de la soif à u degré remarquable et constant. Les malades qui en usent commencent dès le second jour à ne plus avoir besoin d'une aussi grande quantité d'eau commune à boire (2 à 4 litres, leur seule bouteille d'eau de S. Marc leur suffisant. La digestion s'améliore, la polyurie commence à diminuer. Et bien qu'on n'ait pas noté, avec la seule eau de S. Marc, la diminution du glycose, il devient évident que les pertes en sont mieux compensées dans les processus nutritifs » (E. de Renzi). Cette analyse est signée L. Chiminelli, et l'on comprend qu'avec des résultats de ce genre, le digne professeur d'hydrologie n'ait pas cru devoir mentionner des eaux italiennes dans sa thérapeutique hydrobalnéaire du diabète sucré. C'est lui qui a avoué aussi que, malgré sa grande richesse en eaux minérales, l'Italie ne possède pas des sources alcalines d'une efficacité incontestable contre le diabète, comme le sont Vichy, Vals et Carlsbad.

Les eaux de *Fuggi di Anticoli di Campagna*, près de Rome, qui renferment des bicarbonates de chaux et de fer, du sulfate de chaux, du chlorure de sodium, de la silice, etc., passent pour dissoudre les calculs rénaux et agir sur les urines ; à ce titre elles sont indiquées dans le diabète.

Nous en dirons autant des eaux d'*Acquarossa* dans le Tessin, acidules, ferrugineuses, et renfermant de l'arsenic et de la lithine.

A *Valdieri*, on trouve trois sources différentes : une sulfureuse chaude à 69° c., une magnésienne ayant 37° c., et une dite vitriolée et ferrugineuse, à 28° c., toutes peu minéralisées, dont l'emploi passe pour convenir dans les affections chirurgicales, même dans celles qui sont sous la dépendance du diabète.

La station de *San Marino Volyarmeta* possède aussi trois sources de nature distincte, une saline, une ferrugineuse et une sulfureuse : le Dᵉ G. Badaloni, dans son *Guida medica* à ces eaux, signale le diabète comme en étant justiciable.

Le Dᵉ Tassinari a publié une étude sur les eaux minérales et le climat de *Ceresole reale* en Piémont : ces eaux sont bicarbonatées mixtes, calciques, lithinées, avec de l'arsenic, des phosphates, quelques sulfates et du fer, et une température très froide, de 5° c. Le climat de la station, élevée à 1500 ou 1600 mètres, est un climat d'altitude. Eaux et climat sont utiles dans la cure du diabète.

Le Terme di Porto d'Ischia ont été, de la part du Dʳ Alfredo Rubino, l'objet d'un important travail, dans lequel le *diabetes mellitus* est indiqué comme relevant de ces eaux thermales alcalines, qui, assure l'auteur, améliorent l'état général, en accroissant la résistance de l'organisme à l'ennemi implacable qui y est enfermé, littéralement «*qui y a son nid*». On voit que si c'est poétique, c'est peu précis.

A coté de ces sources de Fornello e Fontana, étudiées par le Dʳ A. Rubino, il faut signaler les eaux de *Gorgitello*, à Casamicciola, qui sont de même nature, c'est-à-dire moyennement bicarbonatées, chlorurées et siliceuses, ayant une température d'environ 55° c.

Nous trouvons un dernier renseignement dans le numéro de novembre 1892 de l'*Idrologia medica*, relatif aux eaux de *Levico*, dans le Trentin, que le Dʳ Elia Sartori a vu améliorer un diabétique avec disposition nerveuse, mais sans autre manifestation morbide.

A ce propos nous dirons qu'une source de Levico, dite *Acqua de bagno*, et analysée par Manetti, passe pour être une des plus arsenicales connues, car elle renfermerait, d'après ce chimiste, 0 gr. 061 d'acide arsénieux, c'est-à-dire trois à quatre fois plus que notre eau de la Bourboule. Est-ce un avantage ? — Au point de vue du diabète, il ne le paraît pas.

En somme, nous constatons que l'Italie n'est pas, sous le rapport d'eaux minérales vraiment antidiabétiques, de beaucoup aussi bien partagée que notre autre voisine, la péninsule ibérique.

Angleterre.

Le Royaume-Uni d'Angleterre, Ecosse et Irlande l'est encore infiniment moins.

Le Dʳ Labat a consacré deux intéressantes études, devant la Société d'hydrologie de Paris, en 1872 et 1873, aux eaux minérales des Iles Britanniques, et fait voir que ces eaux y étaient fort peu nombreuses et peu variées. Aucune n'a jamais été recommandée aux diabétiques qui, dès lors, doivent venir chercher sur le continent des sources que la nature a oublié de faire jaillir sur les terres d'Albion.

Autres pays.

Nous avons eu l'occasion de lire une thèse de doctorat ayant pour objet l'étude des *Eaux minérales du Pérou*, soutenue devant la Faculté de médecine de Lima, par le Dr Aug. E. Perez Aranibar, en 1884. Pas une seule fois nous n'avons vu figurer le diabète parmi les indications de ces diverses eaux, dont quelques-unes richement minéralisées, bicarbonatées sodiques ou calciques, sulfatées, chlorurées, sulfureuses, sont données comme excellentes dans la cure de la gravelle, du rhumatisme, et paraissent devoir parfaitement convenir au traitement du diabète. Nous ne pouvons donc pas, à notre grand regret, en dire davantage.

Nous ferons la même réflexion au sujet des eaux minérales de *la Hongrie*, sur lesquelles la *Gazette des Eaux* vient de publier une sorte d'aperçu conçis, mais complet. Le diabète y brille par son absence ! C'est une lacune regrettable qui devra désormais disparaître de tout travail hydrologique un peu sérieux, fût-il de ce genre.

TROISIÈME PARTIE

ACTION ET EMPLOI DES EAUX MINÉRALES CONTRE LE DIABÈTE SUCRÉ

GÉNÉRALITÉS

Modes d'action et d'emploi.

En faisant le résumé des travaux parus sur la question du traitement hydrologique du diabète, nous avons dû forcément parler de temps à autre du mode d'action des eaux minérales dont nous nous occupions, et donner l'explication qu'en proposaient les auteurs dont nous analysions les écrits. Ce sujet se trouve donc déjà à moitié traité au cours des pages précédentes. Nous croyons néanmoins devoir revenir, pour le compléter, sur un examen plus spécial de ce point intéressant.

Les eaux alcalines occupant la plus grande place dans la cure du diabète, toutes les eaux minérales étant plus ou moins alcalines et agissant un peu à ce titre, nous aurons surtout à étudier leur action à ce point de vue.

Lecorché pense que les alcalins agissent par l'heureuse influence qu'ils exercent sur les fonctions digestives dont ils rétablissent l'équilibre en rendant aux malades le goût des substances azotées, en facilitant leur digestion, et aussi

la combustion des substances ternaires, comme Petenkofer
l'a démontré, en exagérant enfin l'absorption gastro-intestinale.

Alcalins et eaux alcalines agiraient de la même manière,
soit en s'opposant à la formation du sucre, — ce que Lecorché ne croit pas, — soit en facilitant la combustion du sucre,
comme Mialhe le pensait, — ce qui est douteux, — soit en
s'opposant à l'action du ferment morbide sur la matière
glycogène, comme le supposait Hensen, — ce qui est inad-
missible.

C'est donc surtout par leur action générale sur la nutrition, par la facilité plus grande qu'elles donnent à la digestion du sucre dans un milieu devenu plus alcalin, que peuvent s'expliquer les heureux effets des eaux alcalines et
des eaux minérales en général, dans le traitement du
diabète. Tel est aussi le sentiment du professeur Ch. Bouchard.

Cette action utile des alcalins a été niée cependant par
Bouchardat, par Poggiale, par Lehmann, d'après les résultats
de leurs expérimentations. Elle a été niée encore au point
de vue de l'expérience clinique par Andral, Kennedy,
Lebert, Gutligens, Gerhardt, Leube, Foster, Roberts et
Dickinson. Griesinger leur accorde une faible influence. Et
cependant, tous les praticiens reconnaissent l'utilité des
eaux alcalines dans la cure antidiabétique.

Dujardin-Baumetz, en rappelant que bien des opinions
ont été avancées pour expliquer cette action utile, dit que
la meilleure est celle qui veut que ces eaux agissent directement, non pas sur le foie, mais sur la nutrition en général.
Des expériences faites par Coignard ont montré que les eaux
alcalines avaient, dans la transformation de l'amidon en
glycose qui accompagne la germination des plantes, un rôle
de ralentissement ; mais Dujardin-Baumetz persiste à croire
que ces eaux agissent en activant les fonctions cellulaires.
Il n'est pas douteux que le traitement thermal modifie de
façon heureuse la nutrition chez les diabétiques et leur per-

mette de voir disparaître leur sucre, tout en laissant une certaine latitude à leur régime.

D'après Durand-Fardel, les eaux de Vichy et leurs similaires n'agissent pas dans le diabète parce qu'elles sont alcalines, mais parce qu'elles sont reconstituantes. Il appuie son assertion sur d'autres expériences du Dr Coignard et du Dr Pupier, entreprises dans le laboratoire de M. Malassez, et qui démontrent cette action reconstituante des eaux de Vichy en constatant que leur usage augmente la proportion des globules rouges du sang. Or, pour le praticien de Vichy, l'observation de leurs effets physiologiques et thérapeutiques est plus significative encore. Notre milieu intérieur étant essentiellement alcalin, il n'est pas étonnant que des eaux alcalines y soient bien reçues ; mais leur alcalinité ne représente que la moindre partie de leur action. Durand-Fardel est convaincu que toutes les eaux qui favorisent et activent l'assimilation peuvent être salutaires aux diabétiques à des degrés divers, et dans des conditions diverses, les chlorurées comme les bicarbonatées, et, ajouterons-nous parce que telle est aussi notre conviction, les sulfatées comme les sulfureuses.

C'était aussi le sentiment de Danjoy quand il disait que l'action de la Bourboule dans le diabète et ses manifestations, dans les diabétides notamment, dépendait d'une amélioration générale. Néanmoins, vu l'activité exceptionnelle de ses eaux, il se demandait s'il n'y avait pas quelque chose de plus que ce remontement de l'état général, et s'il n'y avait pas comme une sorte d'action élective, sur la peau des diabétiques, des eaux qui guérissaient si bien leurs accidents cutanés.

Il n'y a pas bien longtemps, les Drs Cornillon et Brétet ont constaté expérimentalement que les alcalins sont sans action sur la glycose déjà formée, et qu'ils agissent surtout en diminuant le pouvoir saccharifiant des liquides diastasiques ; le bicarbonate de soude agirait non seulement sur la diastase salivaire, mais aussi sur le suc pancréatique, et d'une façon plus active sur celui des omnivores que sur celui des herbivores. Il en résulte, d'après ces auteurs, que l'action des eaux alcalines dans le diabète s'expliquerait par l'obstacle que leurs sels opposent à la formation du sucre.

Aux yeux de Lehman et de Poggiale, les alcalins, et par suite les eaux alcalines, agissent dans le diabète comme dans d'autres circonstances, en fluidifiant le sang devenu trop visqueux par le fait de l'hyperglycémie ; grâce à cela, les échanges nutritifs se font plus facilement sur tout le territoire sanguin.

Cette action des alcalins n'est pas, en tout cas, toujours uniforme : en effet, des recherches assez recentes de Rabuteau et de Ritter (de Nancy), il résulte que l'effet des alcalins varie sensiblement, suivant les doses auxquelles ils sont administrés. A faible dose, d'un à deux grammes au plus, ils se transformeraient en chlorures, et agiraient alors en augmentant la sécrétion du suc gastrique, en activant les échanges nutritifs. A dose moyenne de quatre à six grammes, ils sont absorbés en partie en nature, ils modèrent le mouvement désassimilateur, diminuent les combustions organiques, et abaissent le chiffre de l'urée ; ils peuvent donc agir ainsi sur l'azoturie. Absorbés avec les eaux minérales, c'est-à-dire à faible dose le plus généralement, ils se comportent non comme alcalins, mais bien comme du chlorure de sodium, et dès lors, c'est en favorisant les échanges nutritifs et les activant qu'ils font diminuer le sucre du diabète. Ainsi se comprend et s'explique l'action bienfaisante des eaux alcalines et même de toutes les eaux minérales qui peuvent agir comme telles.

Cette transformation des carbonates alcalins en chlorures fait aussi comprendre, en partie du moins, l'heureuse influence des eaux chlorurées sodiques sur la nutrition en général, et sur le diabète en particulier. Nous avons, en étudiant ces eaux, fourni sur leur mode curatif assez de détails et d'explications pour pouvoir ne plus trop insister ici sur ce point : n'oublions pas cependant l'action des iodures et des bromures qui entrent dans leur composition.

Mais ces explications ne suffisent plus quand il s'agit d'eaux minérales à composition chimique plus complexe, comme le sont les eaux de la Bourboule ou du Boulou, les eaux de Contrexéville ou les eaux des Pyrénées. Il faut alors admettre une activité médicamenteuse, complexe aussi, dans laquelle entrent en ligne tous les éléments composants et l'eau elle-même. C'est ainsi que dans les eaux qui en renferment, l'arsenic agira comme médicament d'épargne, comme régulateur de l'innervation et de la fonction glycogénique du foie ; dans la plupart des eaux, les alcalins et les chlorures porteront leur activité sur la muqueuse gastrique et sur les cellules hépatiques ; le fer, le manganèse, d'autres métaux, le soufre même favoriseront les échanges et les oxydations par leur action sur les hématies. Cette dernière action a été vérifiée par plusieurs expérimentateurs qui ont fait l'examen du sang. Les eaux minérales agiront donc sur le diabète, qui n'est, après tout, qu'une dystrophie, en enrayant la dénutrition, en rétablissant les fonctions digestives et hématopoïétiques, en tonifiant l'appareil vaso-moteur, régularisant la circulation et par elle tous les échanges nutritifs, desquels résulte une combustion plus complète du sucre dans tout l'organisme.

Quant aux différentes applications des eaux, elles ont aussi leur part d'influence dans les effets de la cure antidiabétique. Ce que nous venons de dire s'applique surtout à l'action générale des eaux, et plus particulièrement à celle de la boisson. Les bains agissent dans le même sens, et en rétablissant l'équilibre nerveux ; ainsi s'explique l'action sédative des bains tempérés presque par tout employés dans le traitement du diabète.

Les douches, également tempérées et prises en pluie, ont une action légèrement révulsive et modérément percutante ; par le léger massage qu'elles produisent, elles activent la circulation cutanée et les échanges nutritifs intramusculaires. Elles aident donc ainsi, comme le massage lui-même, comme l'exercice, à la combustion du sucre.

Les douches écossaises et les douches froides, très fré-quemment employées, comme nous avons pu le voir, et avec raison, dans la cure hydrobalnéaire du diabète, rentrent dans le domaine de l'hydrothérapie, mais sans cesser d'avoir leur part d'action minérale, si nous pouvons dire, malgré la rapidité et la courte durée de leur administration. Etudions donc, avec P. Brouardel, l'action de l'hydrothérapie dans le diabète. En rendant à la peau sa vascularisation et sa chaleur normales, les douches produisent sur les viscères intérieurs une action décongestionnante. En activant la circulation, elles agissent sur la nutrition générale, comme de puissants moyens toniques.

Fleury disait avoir constaté souvent, par la plessimétrie, que le foie et la rate avaient rapidement diminué de volume sous l'influence de douches froides. Or plusieurs théories du diabète reposent sur l'hypothèse d'une exagération de la circulation du foie.

D'autre part, il est prouvé que la température des diabétiques est de 1° à 1° 5 au-dessous de la normale, ou de la température moyenne du corps. Il y a donc là deux indications de l'emploi dans le diabète de la méthode hydrothérapique. Outre leur action tonique générale, les douches auraient pour effet double de ramener à leur état normal les circulations hépatique et cutanée. La pratique médicale confirme ces déductions: Fleury, et après lui tous les hydrothérapeutes ont eu à traiter des malades atteints de glycosuries chroniques, et se sont loué de leurs résultats satisfaisants. A la Société d'hydrologie de Paris, il a été fait mention, dès ses débuts, de guérisons du diabète obtenues par Gibert, par Lubanski au moyen de l'hydrothérapie. Une jeune fille diabétique, envoyée à Vichy, y fut soumise par le Dr H. Sénac, au traitement hydrothérapique, et bientôt elle s'aperçut elle-même que, lorsque la réaction qui suivait sa douche ne s'accomplissait pas franchement, le sucre augmentait dans ses urines. Il est permis d'en con-

clure que, l'action régulatrice de la douche sur la circulation ne s'étant pas produite, la proportion de sucre s'en
était de suite accrue. L'hydrothérapie serait, dès lors, un
agent directement efficace pour combattre la glycosurie.

Du reste, le traitement hydrothérapique varie beaucoup
dans son application suivant la forme du diabète. D'après
Béni-Barde, l'eau froide, selon la façon dont elle est appliquée, possède des effets sédatifs ou des effets toniques, et
mieux, excitants. Or il en est de même des douches administrées avec les eaux minérales.

En tout cas, celles-ci sont un des meilleurs moyens de
régulariser la circulation du sang, et elles devront par conséquent être appliquées aux cas de diabète dans lesquels
semble exister un trouble de la fonction circulatoire, comme
à ceux dans lesquels une tonification générale doit être
recherchée.

Quoiqu'il y ait peu de stations hydrobalnéaires munies de
bains de vapeur convenables, nous croyons devoir dire quelques mots de ces bains, que P. Brouardel faisait figurer parmi
les médications utiles contre le diabète. Ils ont été en effet
for ement recommandés par Lefébure, Richter, Clarke et
d'autres, dans le but d'activer les fonctions cutanées, dans
l'espoir de favoriser ainsi l'élimination du sucre. Mais il ne
faut pas s'exagérer l'importance de la diminution du sucre
des urines produites par ces bains, pas plus que par les bains
d'immersion chauds, auxquels on demande la même action.
Ainsi chez des malades dans l'urine desquels il avait obtenu.
par les bains de vapeur, une diminution du sucre, mais sans
amélioration parallèle de l'état général, Griesinger a retrouvé
dans la sueur une proportion surabondante de sucre, qui
faisait compensation à la diminution de la glycosurie, de
telle sorte que ces bains n'avaient pas eu la moindre action
sur la production et l'élimination du sucre. Vogel et Mois-
senet ont vu des diabétiques dont la sueur laissait sur la
peau une sorte de givre blanc, formé de sucre, dont l'économie se débarrassait par cette voie de l'excès qui ne

pouvait passer par les urines : on ignore si les bains de vapeur entraînent une semblable élimination.

Chez certains diabétiques, la sueur ne contient pas de sucre, et les bains de vapeur, ou autres, les feront suer inutilement, ou plutôt les affaibliront sans profit. D'après P. Brouardel, les bains de vapeur n'ont pas d'action directe sur le diabète, ce qui se comprend, puisqu'ils empêchent toute absorption par la peau. Ils peuvent être utiles pour rétablir ses fonctions, qu'il serait dangereux cependant de surexciter, surtout chez les dartreux, furonculeux et albuminuriques, auxquels il vaudra mieux conseiller des températures modérées. Chez les diabétiques goutteux ou rhumatisants, on préférera les bains chauds, qui déterminent tout autant de sueur que les bains de vapeurs humides et sont plus faciles à administrer, moins pénibles et moins dangereux. Le malade pouvant tenir sa tête à une chaleur plus modérée et respirer un air plus frais, évite la fatigue, la courbature, les maux de tête. Une bonne pratique consiste à faire suivre le bain de vapeur, et même le bain chaud, à moins de contre-indication formelle, d'une douche froide très courte, ou d'une immersion rapide, en facilitant ensuite la réaction par des frictions sèches et rudes, suffisamment prolongées.

En tout cas, quel que soit le mode d balnéation employé pour le traitement des diabétiques, il faut en surveiller de près l'application et en suivre avec soin les effets. Le médecin devra se rendre compte de l'action produite par l'emploi, que P. Brouardel recommande avec instance, de ces précieux moyens de contrôle auxquels il ne doit pas manquer de recourir, et autant que possible par lui-même, pour juger des effets de sa médication. Nous ajoutons, à la fin de ce travail, un appendice où nous étudions tous ces moyens de contrôler les résultats que le médecin doit apprécier, examens, dosages, ou analyses d'urine, pesée des malades, dynamométrie, spirométrie, etc. L'ensemble des constatations relevées fournira évidemment des renseignements bien plus concluants, que malade et médecin ont tout intérêt à connaître. Le diabète étant, de l'aveu presque unanime des maîtres dont nous avons passé en revue les théories, une lésion de la nutrition, il sera utile de relever de temps à autre chez les malades qui en souffrent. la marche des oxydations dans l'organisme.

Indications.

Après tout ce que nous venons d'exposer sur les eaux minérales et leurs effets chez les diabétiques, effets constatés tant par l'analyse clinique que par l'analyse chimique, il demeure certain que le traitement hydrologique du diabète est un des plus efficaces que l'on connaisse contre cette dyscrasie. S'il est vrai que les conditions nouvelles dans lesquelles un diabétique se trouve dans une station d'eaux ont leur part d'influence sur les résultats généraux de la cure. une des meilleures preuves à produire de cette action réelle et sensible des eaux minérales dans le diabète, c'est que cette action n'est pas la même, ni quand on s'adresse à des eaux de nature ou de composition différentes, ni quand les malades qui les utilisent ne se trouvent pas dans les mêmes conditions. Il en résulte que, pour faire un traitement utile, malades et médecins doivent bien connaître les indications des eaux auxquelles ils vont recourir.

Nous avons forcément déjà dit quelques mots des indications du traitement hydrologique en lui-même et des eaux minérales à employer : néanmoins nous allons revenir plus spécialement sur ce point important. L'intérêt que nous témoignions, dans les dernières pages qui précèdent. aux analyses bien faites des urines diabétiques, va trouver dans ce qui suit sa justification et la preuve de sa raison d'être.

D'après Lecorché, si l'on a affaire à un diabète caractérisé par une perte considérable de sucre et d'urée, il faudra ordonner de préférence les eaux alcalines, Vichy, Vals, le Boulou, ou bien Carlsbad. — On fera de même si le diabète est léger, mais compliqué d'azoturie excessive, car les analyses d'urine faites à Vichy témoignent de la diminution habituelle de l'azoturie au cours du traitement.

Quand l'azoturie est peu marquée, au contraire, il faut se garder de ces eaux alcalines fortes, et préférer les bicarbonatées sodiques faibles de Royat, la Bourboule, Ems, ou mieux encore, les eaux bicarbonatées et sulfatées calciques de Contrexéville et Vittel, quand le diabète est de nature goutteuse, — celles de Pougues s'il existe des troubles digestifs.

L'azoturie n'existant guère, avec un certain degré d'intensité, qu'au début du diabète et chez les individus encore jeunes, on peut poser en principe que les diabètes de date récente, se montrant chez les individus jeunes, sont les seuls qui relèvent des eaux de Vichy ; tandis que le diabète ancien ou se montrant chez des sujets déjà avancés en âge, ne doit être traité que par les eaux bicarbonatées sodiques faibles, ou par les eaux bicarbonatées et sulfatées calcaires. (Dr Lecorché : *du Diabète chez la femme.*)

D'après le Dr Bouloumié, l'azoturie, lorsqu'elle apparaît dans une période avancée du diabète, réclamerait les eaux de la Bourboule et de Royat, et peut-être mieux le Mont-Dore en cas de complications bronchitiques ; tandis qu'elle contre-indiquerait absolument Vichy.— L'azoturie du début demande au contraire Vichy, Carlsbad et Pougues, mais il ne faut pas oublier que la glycosurie n'est souvent qu'un symptôme de perversion nutritive née sous une influence locale ou générale, pouvant se modifier sous l'action d'un traitement différent selon la nature de celle-ci ; ce symptôme parfois ne doit être mis qu'en seconde ligne pour conseiller une cure hydrobalnéaire.

Dans ses travaux présentés à la Société d'hydrologie, le Dr Boucomont a semblé mettre Royat au-dessus de Vichy, dans la plupart des cas du moins : car, dit-il, les diabétiques n'y ont pas besoin de l'analyse comme à Vichy, pour apprécier l'amélioration acquise ils la sentent! Chez les arthritiques, la glycosurie n'est souvent qu'une forme passagère de leur diathèse, et son apparition peut être considérée comme un accident passager : le traitement antiarthritique de Royat réussirait sur ces sujets beaucoup mieux que le traitement fortement alcalin, car il s'adresse directement à la cause, tout en combattant ses effets.

En discutant cette assertion, Durand-Fardel a reconnu que Royat, à la fois bicarbonatée et chlorurée, comme la Bourboule, participe aux appropriations qui s'étaient d'abord spécialisées à Vichy.

Plusieurs médecins de Royat ont eu à soigner des diabétiques venant de faire immédiatement une saison à Vichy. Ils ont vu que Royat, avec son eau chlorurée, lithinée et arsenicale, continuait à faire baisser le sucre que Vichy avait laissé stationnaire (Dr Chauvet). Donc deux cures à deux stations différentes, dans la même saison, peuvent être utiles. Il serait curieux de savoir si Vichy, venant après Royat, continuerait à agir, par contre, sur les diabétiques que la station ou les eaux d'Auvergne n'améliorent plus. Cette alternance des cures à des eaux différentes, sinon dans la même année, au moins dans des années successives, est chose assez commune et souvent utile dans les autres maladies, pour qu'il vaille la peine, pensons-nous, de l'étudier, surtout après ce qu'ont vu et dit les médecins de Royat, dans la cure du diabète. Royat paraît indiqué de préférence aux sources bicarbonatées fortes, chez les malades affaiblis, anémiés, chez les arthritiques, chez ceux enfin qui ne peuvent supporter les alcalins à haute dose.

En terminant sa communication à la Société d'hydrologie sur sa méthode de traitement du diabète par l'eau lithinée arsenicale *artificielle*, dont les merveilleux résultats ont été si souvent invoqués par les médecins de Royat et des autres stations d'Auvergne en faveur de leurs eaux, le Dr Martineau donnait des indications bien nettes sur l'emploi des eaux minérales *naturelles* dans cette maladie. D'après lui, « le diabète chez les malades arthritiques ressort des eaux minérales bicarbonatées sodiques lithinées: les *fortes* conviennent surtout aux diabétiques de forte complexion ; tandis que les *faibles*, comme Saint-Nectaire, Royat, sont appliquées au traitement des diabétiques faibles, anémiés, cachectiques. C'est à cette modalité que conviennent de même les eaux bicarbonatées calciques de Pougues, surtout si la dyspepsie flatulente est très prononcée. C'est encore aux diabétiques anémiques, cachectiques, que les eaux chlorurées sodiques de Bourbonne-les-Bains, les eaux sulfurées chlorurées sodiques d'Uriage doivent être prescrites, si en même temps le terrain est lymphatique, scrofuleux ; tandis que les eaux arsenicales chlorurées sodiques de la Bourboule seront préférées si les manifestations herpétiques prédominent chez le diabétique arthritique. Quant au diabétique herpétique, où les manifestations nerveuses sont prédominantes, les eaux sulfureuses sodiques de Cauterets, de Saint-Sauveur, et toutes celles qui ont une action sédative analogue seront choisies de préférence. »

Dans ses divers écrits, le Dr L. Souligoux a indiqué les diabètes avec pertes considérables de glycose et d'urée comme relevant des eaux alcalines de Vichy, Vals ou Carlsbad. Les diabètes non azoturiques, chez des malades faibles et anémiés, demandent plutôt Royat, Ems, la Bourboule. Les diabétiques forts qui souffrent de dyspepsie ou de catarrhe intestinal seront envoyés à Carlsbad. Ceux au contraire ne souffrant pas de ces complications devront être adressés à Vichy.

Durand-Fardel a consacré, en 1881, un travail spécial à la démonstration de l'action reconstituante des eaux de Vichy: il y écrit, à propos du diabète, que celui des gens gras présente une période souvent très longue où, quel que soit son degré d'intensité, le traitement de Vichy l'enraie presque avec certitude, le modère et souvent le maintient indéfiniment moyennant une hygiène appropriée, compatible avec une santé relative. Mais il est une autre période où les tissus, imprégnés de matière sucrée, ont commencé à subir une altération définitive : dès lors, il n'y a plus rien à attendre de la médication thermale, et il faut toujours redouter son intervention lorsqu'elle a cessé d'être efficace avec n'importe quelles eaux.

Nous ne saurions, sans nous exposer à des redites fastidieuses, repasser ici toutes les indications spéciales que nous avons détaillées avec l'étude de chaque station. Nous ne pouvons donc que renvoyer à ces pages particulières, où l'on verra les indications de Contrexéville, par exemple, que Martineau avait oubliée dans sa nomenclature, oubli contre lequel le Dr Debout avait obtenu facilement raison. On y verra aussi les indications de chaque station, et dans chacune d'elles, les applications spéciales de chaque source réellement recommandable contre le diabète.

Nous avons cité, chaque fois que nous en avons eu l'occasion, le sentiment des maîtres, de Jaccoud, de Peter, de G. Sée, de A. Robin, de Moeller, de Monin, de Dreyfus-Brisac. Pour résumer toutes ces indications, nous avons dressé des tableaux synoptiques, où, dans un rapide coup d'œil, on trouvera d'une part à quelle forme de diabète et dans quels cas convient telle ou telle source, et d'autre part à quelle station ou quelle source il est préférable d'adresser tel ou tel diabétique.

(Voir ci-contre le Tableau des indications des Eaux minérales dans les diverses formes du Diabète sucré.)

Jetons maintenant un regard sur les contre-indications de ces mêmes eaux.

TABLEAU

des

INDICATIONS DES EAUX MINÉRALES

DANS LES DIVERSES FORMES DU DIABÈTE SUCRÉ

1° *D'après Lecorché* :

A. Le diabète azoturique et le diabète jeune indiquent { Vichy et Carlsbad.

B. Le diabète non azoturique et le diabète ancien = { Royat, la Bourboule, Ems.

C. Le diabète non azoturique, goutteux = Contrexéville, Vittel.

D. Le diabète non azoturique avec troubles dyspeptiques = Pougues.

2° *D'après Martineau* :

A. Le D. arthritique fort = Eaux bicarbonatées sodiques fortes.

B.   —   faible =   —   —   faibles.

C.   —   anémique et dyspeptique   = Pougues.

D.   —   cachectique et scrofuleux = La Bourboule.

F. Le D. herpétique = Cauterets et Saint-Sauveur.

3° *D'après Bouloumié* :

A. Le diabète azoturique au début = Vichy, Vals, Carlsbad.

B. Le D. —   —   avancé = Royat et la Bourboule. Contre-indications de Vichy : débilitation très accusée de l'organisme ; azoturie ne cédant pas au traitement de Vichy ; affaiblissement s'accentuant par son usage ; tendances congestives du poumon, menaces de phtisie.

4° *D'après L. Souligour* :

A. Le D. avec perte notable de glycose et d'urée (azoturie) = { Vichy, Vals, Carlsbad.

B. Le D. non azoturique = Royat, Ems, la Bourboule.

C. Le D. fort avec dyspepsie et catarrhe intestinal = Carlsbad.

D. Le D. fort, sans dyspepsie ni catarrhe intestinal = Vichy.

5° *D'après Dreyfus-Brisac*

A. Contre le D. arthritique et sa cause = Vichy en général, Neuenahr, Carlsbad dans des cas particuliers, sont souveraines.

B. Contre les D. d'autres formes   —   —   —   sont moins actives.

C. Contre les D. arthritiques avec anémie = Royat et la Bourboule ; puis Pougues, Sail, Evian.

D. Contre les D. arthritiques goutteux et graveleux = Contrexéville, Vittel, Capvern, Martigny.

E. Contre les D. arthritiques à manifestations des voies respiratoires = Ems, et dans formes congestives = Mont-Dore.

F. Contre les D. pseudo-arthritiques et nerveux = Royat, Evian

G. Contre le D. malin ? ? ? = Pougues, Royat, la Bourboule, Bussang, Forges et les chlorurées sodiques.

Contre-indications.

Il était impossible de ne pas parler, de temps à autre, des contre-indications des eaux minérales dans le diabète, en faisant l'étude qui précède. Aussi nous contenterons-nous de synthétiser maintenant, en quelques pages, ce que nous savons de ces contre-indications.

Il est unanimement reconnu que, dans le diabète comme dans toute autre maladie, il ne faut pas songer à envoyer aux eaux ni les enfants en trop bas âge, ni les vieillards qui n'offrent plus une force de résistance suffisante. On comprend que dans ces conditions, non seulement le traitement sera ou très difficile à appliquer ou dangereux à faire suivre. De plus, chez les enfants et même chez les jeunes gens, le diabète présente une marche rapide, qu'il est impossible le plus habituellement d'enrayer et qu'une cure intempestive risquerait fort de précipiter. Cependant, le Dr Dreyfus-Brisac est d'avis que, chez les enfants, il serait parfois légitime, en désespoir de cause, de recourir aux eaux de la Bourboule, si précieuses dans la plupart des anémies de l'enfance. A tout risquer, dans ces conditions, il y aurait bien d'autres sources à conseiller, les sources ferrugineuses, digestives, les eaux sulfureuses, sédatives et toniques à la fois, etc. ; mais on ne saurait donner à ce sujet des préceptes précis, chaque cas ayant sa physionomie propre : c'est au médecin habituel à en décider.

Chez les vieillards, au contraire, le diabète évolue généralement avec une lenteur et une bénignité qui autorisent à ne pas recourir sans grand besoin à une médication presque toujours perturbatrice, qui, de ce fait, peut offrir de sérieux inconvénients, et qui présente, après tout, un certain nombre d'inconnues. Un vieillard affaibli peut être exposé à ne pas tolérer suffisamment bien une cure hydrobalnéaire, si ménagée qu'elle soit, à ne pas réagir convenablement au moment voulu, et il faut, dès lors, ne lui conseiller un voyage, toujours cause de préoccupations et de fatigues, que si l'on est bien assuré qu'une amélioration et une chance de survie en seront les résultats.

Aux individus d'âge moyen, qui se trouvent dans les mêmes conditions de non-résistance suffisante, soit par le fait d'un épuisement prématuré provenant d'une cause quelconque, soit par le fait du diabète même, grave et cachectisant par sa nature, tel que le diabète pancréatique, à ces individus déprimés physiquement, comme à ceux dont le moral est abattu, l'organisme ruiné, il faut déconseiller les cures d'eaux. Tout au plus ferions-nous une exception pour les stations dont le séjour en lui-même est tonique, dont les eaux sont faciles à manier, pas trop actives, quelle que soit leur nature, et où le diabétique affaissé a la possibilité de trouver une sorte de remontement à la fois physique et moral. Les montagnes d'Auvergne, les Vosges, les Pyrénées possèdent assurement des stations de ce genre, dont nous ne nommerons aucune pour ne pas être accusé d'en laisser d'autres volontairement dans l'oubli.

Les complications graves sont naturellement des motifs de contre-indications qu'il est à peine besoin de faire ressortir. Si le diabétique est menacé de coma, et qu'avec un état d'affaiblissement prononcé il présente des accidents d'acétonémie, il ne faut pas lui faire quitter son chez-soi. S'il est sérieusement atteint d'albuminurie pour laquelle il n'y a plus grande confiance à avoir dans les eaux minérales, quoique certaines aient été prônées dans le traitement du mal de Bright, — s'il présente une dégénérescence amyloïde, ou autre, des reins, — s'il y a de la cirrhose du foie ou une altération anatomique de cet organe, — on ne devra plus compter sur un résultat quelconque d'une cure hydrobalnéaire : celle-ci est donc contre-indiquée.

Les affections du cœur, quand surtout elles amènent des désordres persistants, les artério-scléroses, etc., contre-indiquent tout aussi évidemment une cure active, excitante et le plus souvent perturbatrice, à des eaux quelconques.

Enfin les affections pulmonaires graves, principalement la phtisie en voie d'évolution, à marche rapide, à forme éréthique, fébrile, sont encore des contre-indications à la cure hydrologique du diabète sucré.

Telles sont les contre-indications générales, d'ensemble, que tout le monde admet.

Précisons davantage pour des contre-indications particulières. Durand-Fardel, et tous les praticiens de Vichy, admettent que leurs eaux sont à rejeter dans les conditions de santé que nous venons de décrire. E. Monin y ajoute les complications nerveuses, telle qu'une débilité profonde du système nerveux, les lésions cérébro-cardiaques des vieillards.

Mœller nous dit, pour ce qui concerne les cures de Vichy et de Carlsbad, au delà desquelles il est assurément permis de généraliser ce précepte, qu'il faut s'abstenir de ces cures lorsque l'affaiblissement général est trop grand, que la glycémie s'effectue aux dépens des éléments anatomiques, ou que l'état des voies digestives ne permet pas une alimentation azotée abondante. Si la maladie revêt un caractère aigu, si elle s'accompagne de manifestations fébriles, on doit renoncer à tout traitement thermal.

Dans sa *Thérapeutique du diabète sucré*, le Dr Dreyfus-Brisac admet comme contre-indications des cures de Vichy et de Carlsbad, l'affaiblissement dû soit à l'âge, soit à telle ou telle manifestation dyscrasique anémiante, à un état neurasthénique très prononcé, et enfin à une hypoazoturie assez accusée, que celle-ci soit causée par une dépression nerveuse ou liée à un processus de dénutrition. Royat et la Bourboule ne sont pas plus à recommander chez les diabétiques arrivés à la période de marasme, où seules les eaux reconstituantes proprement dites peuvent rendre quelques services. Par contre, le deux stations ci-dessus ou leurs similaires seront utiles dans le traitement des diabètes pseudo-arthritique et nerveux, où sont contre-indiquées les eaux bicar-

TABLEAU
DU
TRAITEMENT HYDROLOGIQUE DU DIABÈTE SUCRÉ

Indications	Eaux minérales diverses	Contre-Indications
1. Diabète arthritique, goutteux, ou chez des goutteux à oxydations exagérées (Dr Frémont).	Vichy, Vals, le Bou'ou.	Diabète maigre, aigu, Diabétiques affaiblis, neurasthéniques,
— azoturique au début (Drs Bouloumié, Souligoux, Lecorché).		
— azoturique chez les goutteux à oxydations abaissées (Dr Frémont).	Sources ferrugineuses de Vichy.	
2. Diabète arthritique à cas spéciaux : obèses, hémorrhoïdaires, avec dyspepsie et catarrhe intestinal, congestions du foie, de la rate, des reins, ou pléthore abdominale (Dreyfus-Brisac).	Carlsbad.	Diabète maigre, aigu, Diabétiques affaiblis, déprimés, neurasthéniques, hypoazoturiques.
— azoturique, jeune (Lecorché, Martineau, Bouloumié, Souligoux).		
3. Diabètes uricémiques, goutteux, cachectiques (Logerais).		
— arthritiques légers, avec troubles dyspeptiques (Lecorché).	Pougues, Sail, Evian.	
— malin, asthénique et à dénutrition manifeste (Dreyfus-Brisac).		
4. Diabète goutteux et uricémique, arthritique léger (D.-B.)	Contrexéville, Vittel.	Diabète vrai, D. maigre.
5. Diabète arthritique (Ticier et Delfau) associé à la goutte (D.-B.)	Capvern, Bagnères-Bigorre, Dax, Aulus, Vittel.	
— nerveux (Sancery et Gandy).		
6. Diabète avec polydipsie marquée (D. Monin), arthritique, hypoazoturiques (D-.B.).	Evian, Neubourg, Eaux ferrugineuses, air pur.	
7. Diabètes anémiques, cachectiques, fatigués, D. maigres (D.-B.)		
8. Diabète arthritique avec congestion pulmonaire ou tuberculose au début et dénutrition, affections respiratoires.	Mont-Dore, Cauterets-Mauhourat.	Diabète avec phtisie avancée.
9. Diabétiques arthritiques, anémiés, affaiblis, peu ou pas azoturiques.	La Bourboule.	Diabète avec marasme, phtisie avancée.
10. Diabétiques goutteux, anémiés et débilités (Drs Fredet, D.-B.)		
— arthritiques, non azoturiques, lymphatiques, anémiés (Dr Monin).		
— non azoturiques (Dr Souligoux), D. azoturiques avancés (Dr Bouloumié).	Royat, Ems, Chatelguyon.	Diabète fort et gras.
— pseudo-arthritiques, nerveux (D.-B.), D. maigres, à troubles digestifs.		
11. Diabète arthritique, congestif, des jeunes (Dr Martineau).	Eau lithinée arsenicale artificielle.	Diabète herpétique, pancréatique.
12. Diabétiques affaiblis, réagissant, non nerveux ni éréthiques (D. E. M.).	Eaux chlorurées sodiques, Bains de mer.	
— cachectiques et scrofuleux (D. Martineau).		
13. Diabétiques affaiblis, cachectiques, azoturiques, albuminuriques.	Brides, Salins, Salies-de-Béarn, Uriage, Allevard.	Diabète à oxydations azotées exagérées.
14. Diabétiques affaiblis, à nutrition lente, hypoazoturiques.		
15. Diabétiques affaiblis, arthritiques, hypoazoturiques.		
16. Diabétiques herpétiques (D. Martineau), rhumatisants et catarrheux (de Larbès), arthritiques, dyspeptiques, gastralgiques, D. malin (?) (Dr Duboureau).	Cauterets (Mauhourat), St-Sauveur.	
17. Diabétiques à poitrines faibles et délicates (Dr E. Monin).	St-Honoré, Cauterets, Aix-en-Savoie.	
18. Diabète essentiel (Dr Forestier).		
19. Diabète arthritique et herpétique (?) (Dr I. Pondal).	Mondariz (Espagne).	
20. Diabète hépatique, gras (effets excellents), Dr A. Lopes. — vrai hépatique, maigre (simple palliatif). —	Gerez (Portugal).	
21. Diabètes moyens, graves, légers (Dr A. Lopes).	Pedras Salgadas (Portugal).	
22. Diabétiques hépatiques, obèses, goutteux et graveleux, sédentaires.	Vidago (Portugal).	

bonatées fortes, et surtout les sulfatées sodiques trop perturbatrices et trop débilitantes, et qui pourraient avoir des inconvénients chez les femmes arrivées à l'âge critique. Quant au traitement du diabète malin, où si peu d'eaux réussissent, si les symptômes cachectiques commencent à apparaître, il faut renoncer aux eaux antidiabétiques proprement dites, qui sont plus dangereuses qu'utiles, et l'on doit se borner à soutenir les forces, à relever l'état général du malade.

Une certaine disposition congestive de l'appareil respiratoire contre-indique les eaux alcalines de Vichy, du Boulou, de Carlsbad, ou les eaux chlorurées sodiques telles que Bourbon, Balaruc, et les bains de mer ; dans ces cas, dit le Dr Schlemmer, on pourra essayer des eaux du Mont-Dore, en évitant toutefois l'action sédative trop marquée des salles d'inhalation. Certaines eaux sulfureuses, telles que Mauhourat de Cauterets, ou Saint-Sauveur, pourraient aussi bien convenir.

Au dire du Dr Frémont, la tuberculose pulmonaire chez les diabétiques n'est une contre-indication des eaux de Vichy que si elle gagne les deux poumons et si elle les a atteints dans une grande étendue. Ce distingué praticien a traité et amélioré très manifestement des diabétiques tuberculeux : le diabète s'efface, le terrain devient plus fort et la lésion pulmonaire s'arrête ou rétrograde.

Moins encore que la tuberculose, le cancer contre-indiquerait les cures alcalines chez les diabétiques Le Dr Frémont cite le cas de deux de ses clientes diabétiques qui, atteintes, l'une et l'autre, de cancer du sein, virent leur sucre tomber, à Vichy, de 92 à 6 grammes pour la première qui subit ensuite l'opération avec plein succès, — de 320 gr. à 125 gr. pour la seconde qui, non opérée, mourut, un an après, de son cancer.

Complications.

Dans la première partie de ce travail, nous avons décrit rapidement les diverses complications par lesquelles un diabétique peut voir son existence traversée. Au point de vue du traitement hydrologique, on pourrait diviser ces complications en deux catégories : celles où le traitement par les eaux minérales est inutile et contre-indiqué, et celles où réellement il peut rendre des services.

Il va nous suffire d'énumérer les premières de ces complications qui n'ont rien à faire avec un traitement thermal. Ce sont : le coma diabétique et l'acétonémie dont il dérive ; — les attaques de sommeil invincible qui se présentent quelquefois au cours du diabète ; — les lésions de l'encéphale ou de la moelle qui donnent lieu au diabète spécial décrit sous le nom de cérébro-spinal ; il faut cependant faire une exception pour l'ataxie et certaines paralysies médullaires qu'améliorent certaines eaux ; — l'agueusie et l'anosmie n'ont guère de chances d'être avantageusement modifiées par les eaux minérales ; — les maladies organiques du cœur, les artério-scléroses, la gangrène diabétique qui en est la suite, seront dans le même cas ; — la cataracte et autres affections oculaires dues au diabète ne se laissent pas influencer par la cure hydrobalnéaire ; — enfin les lésions du pancréas, sous la dépendance desquelles se trouve le diabète dit pancréatique, dénommé malheureusement aussi diabète grave, diabète *malin* à cause de sa résistance habituelle aux meilleures médications, ces lésions, si elles ne contre-indiquent pas l'usage des eaux minérales, n'ont guère rien à attendre de leur action ; ici cependant les eaux dites reconstituantes, les ferrugineuses, certaines sulfurées éminemment toniques et remontantes, peuvent agir favorablement sur l'état général, la débilité et la paresse des fonctions.

Il n'en est plus de même heureusement des affections des

voies respiratoires ; qu'elles soient en relation directe avec le diabète, ou simplement en coïncidence avec lui, les bronchites, les broncho-pneumonies, les pneumonies chroniques, les pleurésies, l'asthme et l'emphysème, et enfin la phtisie pulmonaire, développés chez un diabétique, conserveront les mêmes indications que chez tout autre malade non glycosurique. Les diabétiques catarrheux, *pulmoniques*, dirions-nous volontiers, en donnant à ce vieux mot le seul sens qu'il devrait garder aujourd'hui, de « malades du poumon », seront donc dirigés vers la station la plus en harmonie avec leurs diathèses respectives, leur constitution personnelle, leur manière d'être à chacun, qui aux eaux d'Auvergne, qui à Saint-Honoré ou en Savoie, qui à Uriage ou aux Pyrénées. Les développements dans lesquels nous sommes entrés pour chacune des stations qui avait à se réclamer de quelques services rendus aux diabétiques, nous dispenseront d'insister ici sur ces points particuliers, et les tableaux synoptiques joints à cette étude compléteront nos renseignements.

Les complications gastro-intestinales du diabète, dans lesquelles nous comprenons les congestions du foie, réclameront comme indications spéciales les eaux alcalines, de moyenne intensité préférablement ; les bicarbonatées calciques comme Pougues, voire même quelques sulfureuses, comme Mauhourat qui a une réputation bien établie dans les Pyrénées, contre les dyspepsies atoniques et les gastralgies. L'acidité de la salive et des autres sécrétions sera combattue par les eaux alcalines.

La gravelle, les affections rénales ou vésicales se trouveront bien de Contrexéville, de Vittel, de Capvern, c'est-à-dire des eaux sulfatées, comme des eaux bicarbonatées mixtes que nous n'énumérerons pas ici.

L'azoturie exagérée, la phosphaturie réclameront des eaux réparatrices, remontantes, toniques, phosphatées, et en même temps des pratiques balnéaires ou hydrothérapiques concourant au même but.

L'albuminurie est une des complications les plus fréquentes du diabète sucré, et par suite une de celles qui ont été le mieux étudiées aux eaux minérales : aussi allons-nous lui consacrer quelques détails. Nous avons vu que, en 1885, le Dr C. Laissus avait déclaré que les diabètes albumineux et sucré se trouvaient bien des eaux de Brides, surtout lorsque l'anémie accompagne l'altération nutritive, et qu'il y a besoin d'une médication tonique. En 1888, le Dr Delastre a fait connaître l'observation curieuse d'un de ses malades soigné à Brides, glycosurique la première saison, et albuminurique l'année suivante. A l'encontre de ce qui se passe généralement à Royat, d'après le Dr Frédet, il a vu l'albumine disparaître chez son malade à la suite de sa cure thermale et d'un régime approprié. — Pour le Dr Durand-Fardel, cette albuminurie chez les diabétiques tient à une congestion ou irritation momentanée des reins, qui disparaît quelquefois, comme il l'a constaté à Vichy. — M. Danjoy a vu de même à la Bourboule que chez ses malades l'albuminurie était légère et ne paraissait pas aggraver le diabète ; — M. Delfau a observé les mêmes faits à Capvern. — Le Dr Duhourcau a présenté aussi au Congrès de Biarritz un travail sur le traitement des diabètes albumineux et sucré à Cauterets. — Dans leur *Traité de l'albuminurie*, remarquable à tous les points de vue, les Drs Lecorché et Talamon conseillent contre le mal de Bright les eaux bicarbonatées sodiques de Vichy, Vals, Royat, Saint-Nectaire ; — les eaux bicarbonatées et sulfatées calcaires de Capvern, Vittel, Contrexéville, Pougues, Évian ; — les eaux chlorurées sodiques de Bourbonne, Bourbon-l'Archambault, Bourbon-Lancy, Uriage, Salins, Salies-de-Béarn ; — les eaux ferrugineuses de Bussang, Orezza, Forges ; — les eaux sulfatées magnésiennes ; — les eaux dites indifférentes de Néris et de Plombières, — pour ne parler que de nos eaux de France. Or nous ne trouvons là que des eaux mentionnées également comme fort bonnes à utiliser dans la cure du diabète. C'est dire que, à moins de circonstances aggravantes particulières dont le médecin est toujours juge en dernier ressort, aucune de ces eaux n'est contre-indiquée lorsque le diabète se complique d'albuminurie.

Au Congrès d'hydrologie de Paris, en 1889, le Dr L. Souligoux, en étudiant la question de savoir si l'albuminurie est une contre-indication à l'emploi des eaux de Vichy, a montré que le diabète compliqué d'albuminurie, ce qui ne veut pas dire de mal de Bright, est favorablement influencé par le traitement hydrobalnéaire, quand en réalité cette albuminurie n'est pas un signe de néphrite : pour le professeur Bouchard, il faut, dans la très grande majorité des cas, chercher à l'albuminurie diabétique une explication autre que celle de l'existence d'une lésion rénale surajoutée, et il croit, pour sa part, à un vice plus profond de la nutrition.

Or, dit le Dr Souligoux, du moment que l'action médicatrice des eaux de Vichy dans le diabète, consiste surtout dans la régularisation des fonctions de nutrition, il doit arriver que lorsque l'on administre ces eaux à doses convenables, modérées, dans les cas de diabète s'accompagnant d'albuminurie, mais sans qu'il y ait des symptômes de néphrite, on verra à la fois le diabète s'améliorer et l'albuminurie diminuer ou disparaitre. Deux tableaux d'analyses donnant les dosages respectifs de sucre et d'albumine montrent que les choses se passent bien ainsi.

Le Dr Souligoux se croit donc fondé à prétendre que l'albuminurie chez les diabétiques n'est pas une contre-indication formelle à l'emploi des eaux de Vichy, si elle n'est pas accompagnée des symptômes d'une néphrite, et que, lorsqu'elle est simplement l'effet d'un vice de nutrition, selon la théorie de M. Bouchard, loin de s'aggraver, elle diminue presque toujours sous l'influence de la cure thermale alcaline. Il en est de même, ajouterons-nous, avec d'autres eaux, — mais pas quand l'albuminurie s'accompagne d'œdème, de troubles de la vue, de maux de tête, de vomissements, auquel cas le diabétique est en état ou en imminence de cachexie. Bien entendu que dans ces conditions, il faut défendre au diabétique l'usage des eaux alcalines.

Le professeur Albert Robin, qui vient d'exposer à l'Académie de médecine une étude originale et complète de l'albuminurie en dehors du mal de Bright, albuminurie qu'il appelle fonctionnelle, a recommandé les eaux minérales pour le traitement de ces albuminuries, phosphaturiques simples, neurasthéniques ou pseudo-brightiques, dont il a créé les types. Comme on peut rattacher à ces albuminuries fonctionnelles celles qui accompagnent le diabète, nous estimons que les indications de la cure hydrologique données par le savant agrégé s'adressent aussi rationnellement aux diabètes albuminuriques. En conséquence, ceux-ci se trouveront bien d'une cure d'eaux chaudes arsenicales dans la plupart des cas. Mais les diabétiques excitables et artério-scléreux obtiendront de meilleurs effets avec les eaux chaudes faiblement minéralisées, ou avec les eaux chlorurées sodiques. Le traitement doit viser moins l'albuminurie que les troubles bio-chimiques de désassimilation.

Une autre complication qu'on rencontre dans le diabète sucré est l'uricémie, ou excrétion exagérée d'acide urique. Les eaux recommandées contre la gravelle urique, Pougues, Contrexéville, etc., qui sont également bonnes contre le diabète en lui-même, trouveront ici leur emploi. Gigot-Suard avait beaucoup prôné contre l'uricémie, dont il avait fait une excellente étude, les eaux silicatées, et en particulier l'eau silicatée sulfureuse et chaude de Mauhourat, que nous avons vue recommandée, à Cauterets, contre le diabète.

On a signalé encore comme accompagnant quelquefois le diabète, des douleurs d'oreilles, des otalgies, ou des otites particulières, qu'on pourra soigner comme de simples otites catarrhales ou des otalgies diathésiques, aux eaux recommandées dans ces cas, en Auvergne et dans les Pyrénées.

L'abaissement de la température du corps, que l'on observe parfois chez les diabétiques, pourra être l'objet de quelques indications hydrologiques spéciales, ayant pour but de ranimer la circulation, de relever la chaleur périphérique. Outre l'oxygène, il faudra utiliser ici les eaux remontantes, excitantes, même l'eau oxygénée de Neubourg dont nous avons parlé.

Enfin une des plus importantes complications du diabète, qui relève du traitement hydrominéral, est celle qui porte son action sur la peau. Le professeur Fournier a consacré une leçon clinique à l'étude des lésions cutanées qui sont sous l'influence du diabète, et que pour ce motif il a appelées *diabétides*, parmi lesquelles il a retrouvé toutes les formes classiques, eczémas, lichens, herpès, simple érythème et un xanthôme spécial ; il n'y a pas à rappeler ici les furoncles et anthrax diabétiques. Le professeur a signalé le traitement heureux de ces complications par les eaux minérales. Chez les diabétiques, les diabétides se trouveront bien des eaux de Royat, comme l'a démontré le Dr Frédet, ou des eaux de la Bourboule, que Danjoy a vues agir d'une façon remarquable sur les accidents inflammatoires et gangréneux de la peau, chez ses diabétiques. A ceux qui sont en puissance d'un tempérament herpétique, les eaux sulfurées pourront mieux convenir.

Nous résumons dans le tableau qui suit tout ce que nous venons de dire au sujet des complications du diabète, et des effets que produit sur elles le traitement hydrologique.

TABLEAU

COMPLICATIONS DU DIABÈTE SUCRÉ

Les eaux minérales

SOULAGENT OU GUÉRISSENT :

Les accidents ayant pour siège le système *nerveux*, tels que : faiblesses musculaires, — paralysies périphériques, — névralgies, — gastralgies, — réflexes patellaires, — insomnies, etc...

2° Les accidents *pulmonaires*, tels que : bronchites, — broncho-pneumonies, — pneumonies chroniques, — pleurésies, — asthme et emphysème, — tuberculose pulmonaire près de ses débuts, etc...

3° Les accidents du tube *digestif*, tels que : stomatites, — angines, — gastralgies, — troubles gastro-intestinaux, — constipation, — congestion du foie, etc...

4° Les accidents *cutanés*, tels que : prurit, intertrigo, — eczéma, — furoncles, anthrax, — gangrène superficielle, — abaissement de la température, etc.

5° Les accidents des *reins*, tels que : gravelle, — uricémie, — azoturie, — albuminurie et néphrites.

6° Les accidents des organes *génitaux* : diabétides.

7° Les accidents du côté des *oreilles* : otites, otalgies...

LAISSENT SANS ACTION OU AGGRAVENT :

1° Les accidents ayant pour siège le système *nerveux*, tels que : paralysies par lésions des centres nerveux ou médullaires, — coma diabétique, — attaques de sommeil, — lésions de l'encéphale, et certaines autres de la moelle...

2° Les manifestations *oculaires*, telles que : cataractes, — lésions de la rétine et des nerfs optiques.

3° Les accidents *cutanés graves*, tels que : gangrène profonde, — mal perforant, — diabète bronzé, — rétraction de l'aponévrose palmaire.

4° Les accidents *cardiaques et vasculaires* : endocardites chroniques, — myocardites, — dilatations et hypertrophie cardiaques, — artério-sclérose, — gangrènes profondes...

5° La grossesse.

6° Les maladies intercurrentes au diabète.

7° Les lésions du pancreas.

CONCLUSIONS

Arrivés au terme de cette étude, il nous reste à poser nos conclusions, que nous tâcherons d'émettre en répondant nettement et de notre mieux à la question posée par l'Académie.

1º Le diabète sucré est une lésion de la nutrition, et dans notre travail nous le considérons comme tel, appuyé sur les opinions de Claude Bernard, de Brouardel, de Jaccoud, de Gubler, de Bouchard, de Péter, de G. Sée. de Dujardin-Baumetz, d'Albert Robin et de la plupart des hydrologues, Durand-Fardel, Frémont, etc..., dont les noms ont été cités au cours de ces pages.

2º Comme dans les maladies dépendant d'une lésion de nutrition, la médication hydro-minérale a une action favorable dans le diabète, et elle est nettement indiquée dans son traitement.

3º A notre point de vue, nous acceptons les formes suivantes du diabète sucré :

a. — Un diabète constitutionnel, relevant de l'arthritis, que nous appelons, avec beaucoup d'auteurs, diabète arthritique ;

b. — Un diabète accidentel et passager : (ces deux formes peuvent être rangées sous les dénominations de diabète gras, diabète hépatique de quelques autres) ;

c. — Un diabète nerveux, dans lequel l'état du système nerveux a une part évidente comme cause pathogénétique ;

d. — Un diabète progressif, grave, que l'on peut dire malin, et qui correspond à la forme dite maigre de quelques auteurs, au diabète pancréatique de certains autres.

4° C'est surtout dans les deux premières formes ci-dessus que les eaux minérales ont une action réelle et marquée ; c'est donc à ces formes que s'adressent plus particulièrement nos indications.

5° Si nous admettons que les eaux minérales, aidées surtout de pratiques hydrobalnéaires convenablement choisies, puissent aussi agir jusqu'à un certain point sur le diabète nerveux, nous considérons que, jusqu'à ce jour, elles n'ont pas nettement prouvé leur action sur le diabète maigre, ou pancréatique ; nous avons donc eu celui-ci moins en vue dans notre étude.

6° Les choses étant ainsi, et notre travail devant aboutir à poser des indications précises des eaux minérales dans le traitement du diabète sucré, nous dirons :

a. En tête du traitement du diabète arthritique, du diabète gras, du diabète fort, se placent les eaux alcalines de Vichy, de Vals, du Boulou, et leurs similaires, convenant aux diabétiques azoturiques, à oxydations exagérées.

Les anémiques et ceux qui ont leurs oxydations abaissées devront choisir, parmi ces eaux, les bicarbonatées ferrugineuses, et les moins minéralisées de préférence.

b. Après elles, viennent les eaux de Carlsbad et leurs congénères, applicables surtout aux diabétiques obèses, aux azoturiques, à pléthore abdominale marquée.

(*N. B.*) — Toutes ces eaux sont contre-indiquées chez les diabétiques affaiblis, neurasthéniques, et dans la forme du diabète dite maigre ou progressive.

c. Aux diabétiques goutteux, dyspeptiques, conviendront les eaux de Pougues, d'Evian. Ces dernières, avec celles de Sail, de Mauhourat, semblent avoir une action sur quelques diabétiques maigres, à tempérament herpétique.

d. Aux diabétiques arthritiques et goutteux, uricémiques et graveleux, on prescrira Contrexéville, Vittel, Remoncourt, Capvern, etc. A ceux-ci qui sont plus nerveux, Bagnères-de-Bigorre, Néris, Dax, etc.

e. Aux diabétiques arthritiques, à oxydations abaissées, polydipsiques, on conseillera Evian, le Neubourg, et quelques eaux qui vont suivre.

f. Aux anémiques, fatigués, au début de la cachexie, — les eaux ferrugineuses légèrement alcalines, — ou les eaux arsenicales de la Bourboule, de Royat.

Quelques diabétiques maigres pourront bien se trouver de Royat ou d'Ems.

g. Aux arthritiques affaiblis, à nutrition lente, à oxydations abaissées, de tempérament lymphatique ou scrofuleux, conviendront les eaux chlorurées sodiques telles que Brides, Chatelguyon, etc.. dont le choix est considérable, ou les chlorurées sodiques sulfureuses, comme Uriage.

h. Pour les diabétiques arthritiques, congestifs, à manifestations broncho-pulmonaires avec dénutrition, au début ou peu avancées, avec affaiblissement, il faudra préférer le Mont-Dore, la Bourboule, etc.

i. A ceux chez qui domine le catarrhe, l'atonie, on conseillera les eaux sulfureuses, comme Saint Honoré ; s'il y a des troubles dyspeptiques ou gastralgiques, on préférera Mauhourat, de Cauterets.

j. Aux diabétiques herpétiques, c'est cette dernière station, ou ses voisines de Saint-Sauveur. Luchon, etc., qu'il faudra conseiller de préférence. En Espagne. Mondariz et Marmolejo semblent leur convenir.

7° Faisant pour ainsi dire la contre-partie de ces énumerations, au complément desquelles notre troisième tableau pourra servir, nous dirons :

a. Les eaux bicarbonatées sodiques de Vichy. Vals, le Boulou, etc., conviennent surtout aux diabétiques arthritiques, gras, forts. azoturiques, au début surtout ; — les eaux de Carslbad, etc., aux mêmes, avec pléthore abdominale. avec dyspepsie et catarrhe gastro-intestinal.

b. Les eaux de Royat, la Bourboule, Chatelguyon, Ems, s'adressent de préférence aux diabétiques arthritiques, non azoturiques, faibles, aux diabètes passagers et nerveux.

c. Les eaux de Pougues, Evian, etc., aux diabétiques arthritiques, anémiés, dyspeptiques.

d. Les eaux de Contrexéville, Vittel, Capvern, aux diabétiques arthritiques, goutteux et graveleux.

e. Les eaux du Mont-Dore, aux diabétiques arthritiques, à manifestations pulmonaires congestives, avec menaces de tuberculose. Ems et Royat peuvent également bien convenir.

f. Les eaux de Saint-Honoré, aux diabétiques arthritiques non congestifs, torpides, à manifestations pulmonaires catarrhales.

g. Les eaux de Cauterets, aux mêmes, et en plus aux dyspeptiques et aux herpétiques.

h. Les eaux silicatées simples de Sail, d'Evian, les silicatées sulfureuses de Mauhourat peuvent donner des résultats dans quelques cas de diabète maigre, malin et progressif.

Nous arrêtons là ce détail déjà long, renvoyant, pour plus de renseignements, à nos deux tableaux où nous avons dressé le parallèle, la comparaison des indications des eaux minérales dans le traitement du diabète sucré.

Pour terminer, nous résumons de même ici les indications des eaux minérales de l'étranger que nous avons le mieux étudiées, c'est-à-dire celles de la péninsule ibérique, notre première voisine :

1° Aux diabétiques gras, à face vermeille, forts, congestifs, conviennent les eaux de Mondariz ou Marmolejo, en Espagne, — les eaux de Pedras Salgadas, Vidago, en Portugal, — ou bien les eaux lithinées de Felgueira, — les eaux siliceuses de Caldellas, Gerez, etc.

2° Les anémiques devront choisir, parmi elles, les plus ferrugineuses et hyposalines.

3° Les dyspeptiques useront des bicarbonatées sodiques gazeuses.

4° Les lymphatiques, des chlorurées, — et les scrofuleux, des mêmes, en les faisant suivre d'une saison complémentair₎ bord de la mer.

5° C ntre l'azoturie exagérée, le D' A. L. Lopes conseille les eaux chloro-bicarbonatées sodiques, telles que Luzo, Aguas Santas, etc.

En finissant, nous constatons avec satisfaction que la France est le pays où se rencontre la gamme la plus complète et la plus variée des eaux minérales qui ont été conseillées, jusqu'à ce jour, contre le diabète sucré.

APPENDICE

CONTROLE DES RÉSULTATS.

Un diabétique étant soumis à un traitement hydrologique ou autre, comment son médecin pourra-t-il se rendre compte des effets obtenus, constater l'amélioration ou l'aggravation du diabète, établir le bilan de son malade, en un mot, et en montrer à celui-ci la réalité?

C'est là une question que nous n'avons pas voulu traiter au cours de ces pages, bien qu'elle n'eût pas été un hors-d'œuvre, mais dont nous croyons devoir nous occuper avant de finir.

Le malade sent évidemment lui-même si sa cure agit ou non favorablement, et il est le plus souvent en mesure d'apprécier si ses forces augmentent, si son sommeil est meilleur, s'il y a du mieux dans son état général ou dans quelque symptôme particulier. Mais pour le médecin il faut plus de précision dans ces détails.

Le diabétique dira bien si son appétit se régularise, si sa digestion se fait mieux, s'il urine moins souvent et en mons grande quantité. etc...

Pour savoir s'il profite de son alimentation, et dans quelle mesure, le médecin aura recours à la balance, sinon pour peser les aliments et boissons que son malade absorbe, au moins pour s'assurer si celui-ci augmente de poids. La bascule automatique le renseignera clairement ; il sera bon par conséquent d'exiger du diabétique qu'il se pèse toutes les semaines, autant que possible à la même balance, et toujours dans les mêmes conditions, c'est-à-dire avec les mêmes vêtements, à la même heure de la journée, en évitant, en un mot, toutes les circonstances qui peuvent fausser les résultats.

Il mesurera parallèlement ses forces au dynamomètre, toujours dans des conditions identiques, pour que rien ne trouble la légitimité des déductions à tirer des chiffres constatés.

Il aura recours au spiromètre pour apprécier exactement la capacité vitale des poumons, en la relevant aux mêmes heures de la journée, le matin de préférence. Et si l'on ne peut songer pour chaque malade à analyser l'air expiré, à se rendre compte des modifications bio-chimiques de la respiration, du moins la capacité respiratoire fournira-t-elle un élément précieux d'appréciation.

C'est surtout du côté des urines que le médecin devra répéter ses examens. Il relèvera exactement le volume excrété, pour le comparer à celui des boissons absorbées dans la journée; il aura soin de noter les caractères physiques de l'urine, de prendre sa densité, et surtout d'en faire une analyse chimique qui, si elle est pratiquée toujours d'après les mêmes principes, avec les mêmes méthodes, les mêmes appareils, les mêmes réactifs, autorisera des conclusions précises, et sera un guide précieux à tous les points de vue, pour le médecin d'abord, ensuite pour le malade qui, à notre avis, doit parfaitement connaître son état et les modifications qu'il subit.

Pour nous, nous n'hésitons pas à déclarer qu'il serait infiniment préférable que le médecin pût lui-même pratiquer une analyse au moins sommaire de l'urine de ses diabétiques, et s'assurer, *proprio visu*, de ses caractères.

S'il est bon de confier à un chimiste expert ou à un pharmacien habile l'analyse complète et détaillée des urines, quand besoin est de connaître la composition exacte et entière de cette urine, nous jugeons qu'il est encore préférable que le médecin s'assure par lui-même de certains points concernant cette composition.

Ce sentiment est partagé par de distingués confrères qui s'occupent spécialement de la cure du diabète.

Comme on ne peut cependant demander au praticien de consacrer un temps considérable à ces analyses, nous allons indiquer les moyens de juger en peu d'instants des qualités d'une urine, et même de faire un dosage exact des principaux éléments qui intéressent le médecin.

Ce sont des procédés d'analyses cliniques, prompts et faciles, que nous voulons faire connaître, après en avoir apprécié nous-même tous les avantages.

Pour reconnaître la présence du sucre dans une urine, les moyens ne manquent pas : les alcalis caustiques (potasse et soude), employés seuls, ou associés au sous-nitrate de bismuth, ou combinés au sulfate de cuivre (réaction de Trommer), le picrate de soude (proposé par Galippe, en 1872), le cyanure de mercure, le bichromate de potasse en présence d'un silicate alcalin (réactif de Pratesi), etc., etc.

Mais le meilleur, le plus sûr et le plus constant de ces réactifs est la liqueur cupro-alcaline, à base de potasse ou de soude (liqueurs de Barreswil, de Violette, de Fehling). Cette dernière doit être préférée, et son emploi devrait être général.

Pour rendre sa réaction encore plus sensible, et pouvoir déceler moins d'un demi-gramme de sucre par mille dans une urine, on l'emploiera mêlée à une solution saturée de sel marin pur, de façon à obtenir un liquide bleuâtre : on fait bouillir dans un tube, et, en ajoutant quelques gouttes de l'urine à examiner qui surnageront, on verra se former à la surface de séparation une couche nettement révélatrice d'oxyde rouge de cuivre.

La liqueur de Fehling n'étant pas commode à transporter, M. Meillère a proposé l'emploi d'une poudre

composée d'un partie de sulfate de cuivre et de dix parties
de sel de Seignette, dont on met une pincée au fond d'un
tube à expérience, avec trois à quatre centimètres cubes
d'eau pure, et quelques pastilles de potasse ou de soude :
on fait bouillir, et en versant ensuite quelques gouttes
d'urine à la surface, la réduction est très nette, même avec
une urine contenant un millième de sucre.

On peut mettre la poudre de Meillère en pastilles com-
primées, et avoir ainsi, avec soi, sous forme de lentilles,
le réactif le plus pratique de la glycosurie.

Il est parfois nécessaire, par exemple quand l'urine est
albumineuse, etc... de la déféquer par l'emploi successif
de l'acétate de plomb (extrait de Saturne) et du carbonate
de soude, ou bien du sulfate de soude, qu'on pourrait
également mettre en pastilles pour plus de commodité.

Le dosage du sucre doit pouvoir être fait par le médecin
lui-même. Il existe pour cela des appareils dont le maniement est rapide, tels que le saccharimètre, le polarimètre,
le diabétomètre dit à pénombres, comme celui d'Yvon ;
mais nous n'insisterons pas sur leur emploi.

A notre avis, mieux vaut s'en tenir à l'usage de la liqueur
de Fehling.

Celle-ci, bien titrée à 34 gr. 63 de sulfate de cuivre par
litre, représente par centimètre cube 0 gr. 005 de glycose,
soit 0 gr.05 par *dix* centimètres cubes.

Le point délicat dans son emploi est de saisir exactement
la limite de la décoloration complète, l'oxydule de cuivre
donnant au liquide une teinte bleue dichroïque. On peut,
en ajoutant de l'ichtyocolle ou du sulfate d'alumine, hâter
le dépôt de l'oxyde rouge.

Le plus simple est d'empêcher sa formation, et pour cela,
il existe un procédé fort ingénieux, dû à M. Causse (d'Or-
léans), et auquel nous avons recours pour nos dosages de
glycose dans l'urine de nos diabétiques. — Dans un petit
ballon, ou simplement dans une capsule de porcelaine
blanche placée sur la lampe à alcool, on verse 10 cc. de

liqueur de Fehling, le double d'eau distillée, et 4 cc. d'une solution de prussiate jaune au 1|20°, et l'on fait bouillir. — Dans une burette graduée on introduit l'urine à doser, soit pure si elle est limpide et peu colorée, soit déféquée comme à l'ordinaire, et, au besoin, étendue d'un ou deux volumes d'eau. — Le mélange ferro-cuprique étant en pleine ébullition, on y fait couler goutte à goutte le liquide sucré, qui décolore peu à peu la liqueur bleue. — L'ébullition ne doit pas être interrompue ; le dosage doit se faire d'un trait, en versant régulièrement l'urine et ne s'occupant que du changement de couleur. Partant du bleu, on arrive à la suppression de cette teinte par l'effet réducteur du glucose. — L'état incolore est passager, mais suffisant pour juger la fin de la réaction. — Il se produit, de suite après, une coloration brune dont il n'y a pas à tenir compte, tout se passe entre le bleu et le blanc. Il ne se forme pas de précipité gênant l'appréciation des teintes. — Ce procédé, simple et rapide, donne d'excellents résultats ; il est à la portée de la main la moins exercée : on peut l'employer en toute confiance.

Son emploi à peu près journalier permettrait de diagnostiquer le diabète vrai de la simple glycosurie : car, à ce que dit le Dr Duhomme, dans le diabète la quantité de sucre émise dans les vingt-quatre heures ne subit que de très faibles oscillations d'un jour à l'autre, lesquelles marchent régulièrement dans le même sens ; — dans la glycosurie, au contraire, les variations sont fréquentes, irrégulières, quelquefois considérables.

Rappelons ici que le Dr Duhomme a imaginé un dosage facile du sucre, par la liqueur de Fehling versée et mesurée au moyen d'un compte-gouttes officinal bien calibré. Son procédé est recommandé par le Dr Dujardin-Baumetz : il peut être mis facilement à la portée des malades. Mais rien, à notre avis, ne vaudra l'analyse faite par le médecin lui-même, toujours dans des conditions identiques, parfaitement comparables.

Au début de 1894, le *Concours médical*, à propos d'un travail du D' Worms sur le diabète à évolution lente, donnait un procédé de dosage du sucre des urines qui est une combinaison de l'emploi du compte gouttes de Duhomme avec le procédé au ferro-cyanure de Causse, ce dernier étant, par erreur, attribué à M. Meillère par l'auteur de l'article.

En plus du glucose, la liqueur de Fehling peut servir à déceler dans l'urine, d'une façon très suffisante pour le clinicien, la présence : 1° des peptones ; 2° de l'acide urique en excès ; 3° de l'acide phosphorique en excès.

Voici la manière de procéder pour obtenir ces renseignements ; c'est à M. L. Jolly qu'elle est due.

1° Dans un tube à essai on verse : 1 cc. de liqueur de Fehling, et 8 à 10 cc. d'urine ; on agite, le liquide devient trouble et bleu. La partie trouble peut être un mélange de phosphates de chaux et de cuivre. Sans attendre le repos, on fait bouillir légèrement. Trois phénomènes peuvent se produire :

a) Le liquide reste bleu : — il n'y a pas d'indication particulière.

b) La liqueur est *décolorée avec précipité jaune pâle floconneux*, nageant dans le liquide qui a une couleur *ambrée :* — *peptones.*

c) La liqueur prend une couleur *orange* ; et après quelques instants, le précipité se *condense* et a une couleur *orangée : — glycose.*

2° Dans un tube à essai, on verse *parties égales* de liqueur de Fehling et d'urine ; on mélange et l'on fait bouillir ; puis on laisse reposer :

a) Le liquide éclairci est resté *bleu*, et le précipité déposé est gris bleuâtre : — *peu d'acide urique.*

b) Le liquide éclairci est *vert*, e le précipité gris verdâtre : — *excès d'acide urique ou d'urates.* De plus, si le précipité est peu abondant. c'est que l'urine est *pauvre en acide phosphorique* ; s'il est très abondant, *l'urine est riche en cet acide.*

c) La liqueur prend une teinte *orange.* Par le repos, la

partie claire a pris une teinte *brune*, et le précipité est devenu *brun* en virant sur le *rouge* : — il y a, à coup sûr, de la *glycose*.

Dans ces proportions de mélange à parties égales, les peptones ne sont pas décelées ; s'il y a la moindre réduction du sel de cuivre, il faut l'attribuer à la glycose. Dans ce cas, les différentes décolorations tiennent de la plus ou moins grande quantité de sucre contenu dans l'urine.

Dans le diabète, l'acidité totale des urines est au-dessus de la normale ; elle s'accroit parallèlement à la glycosurie, et aussi quand le malade est menacé d'acétonémie. Cette acidité est donc un signe diagnostique assez sérieux, et il peut être bon, pour le médecin, de doser cette acidité totale de l'urine. C'est une simple opération volumétrique, qu'on peut faire avec une solution *titrée* de soude caustique, versée dans l'urine à l'aide d'une burette graduée, ou du compte-gouttes officinal ; on se sert du papier de tournesol comme réactif pour saisir la fin de l'opération.

Le dosage de l'*urée* sera facile à faire, et en peu de temps, par le procédé d'Yvon, à l'hypobromite de soude, et avec l'uréomètre de l'inventeur, ou bien avec l'un des uréomètres d'Essbach, de Quinquaud, de Saloz, de Denigès, de Dannecy, ou de tout autre : le meilleur sera celui dont on aura acquis l'habitude. Il faut savoir que, pour dégager la totalité de l'azote de l'urée, on doit ajouter à l'urine à traiter une petite proportion de sucre, comme l'a démontré Méhu.

Ces mêmes uréomètres pourront servir à doser *l'acide urique*, et en même temps, la *créatine* de l'urine. Pour cela, on dosera l'azote : 1° dans l'urine pure et sucrée ; 2° dans l'urine traitée par le chlorure de zinc et filtrée ; 3° dans l'urine déféquée par le sous-acétate de plomb et filtrée.

Le résultat deuxième retranché du premier donnera la quantité de *créatine*.

Le résultat troisième retranché du premier donnera la quantité d'*acide urique*.

Un quatrième essai fait sur l'urine traitée à la fois par le chlorure de zinc et l'acétate de plomb peut servir de contrôle.

(D'après le D' Duhomme, la *créatine* se rencontrerait surtout dans les urines simplement glycosiques, ou du moins elle y serait en quantité plus marquée que dans les urines vraiment diabétiques. Cette substance gênerait beaucoup la réaction cuprosodique pour le dosage du sucre.)

L'*albumine* est utile à doser aussi dans l'urine des diabétiques. Le réactif d'Essbach, à l'acide picrique et citrique, en même temps qu'il sert à la déceler tout aussi sûrement que l'acide azotique et la chaleur combinés, — (il ne faut pas oublier que les deux sont nécessaires pour affirmer l'albuminurie) — permettra de la doser avec une approximation suffisante, au moyen du tube albuminimétrique, dont nous n'avons pas à décrire ici le maniement.

Enfin les *phosphates* pourront être dosés par précipitation dans un tube spécial dit phosphatimètre, sur 10 cc. d'urine, alcalinisée d'abord avec de la soude en excès, et traitée ensuite par un mélange de sulfate de magnésie et de chlorhydrate d'ammoniaque destinés à précipiter les phosphates à l'état de phosphates ammoniaco-magnésiens. La hauteur du précipité obtenu, après 24 heures, dans la partie amincie du tube, indique la proportion d'acide phosphorique dans l'urine, et permet par conséquent au médecin d'apprécier le degré de gravité de la phosphaturie qui compliquerait le diabète.

Avec tous ces éléments, le praticien se rendra compte d'une façon sûre, et en véritable clinicien, des transformations que l'urine de son malade, et par conséquent sa santé, subissent sous l'influence du traitement hydrologique employé.

Poitiers. — Soc. franç. d'imp. et de lib. (Oudin et Cie)

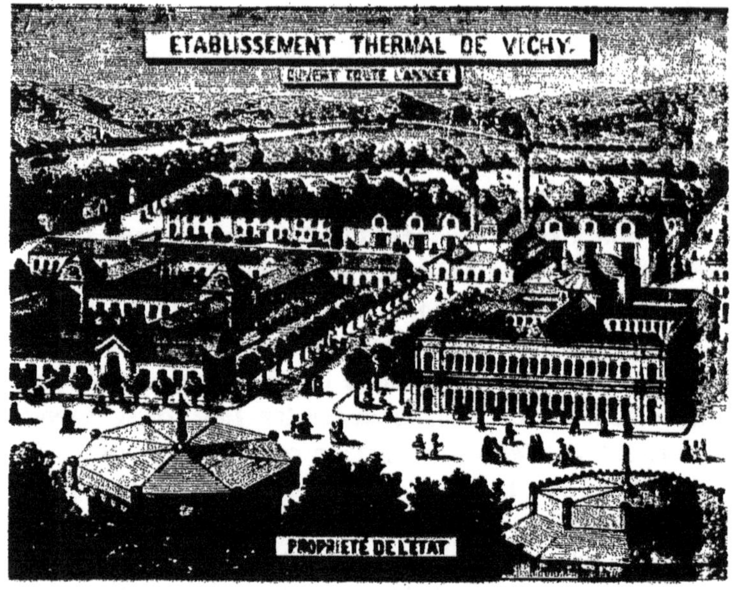

Compagnie fermière de l'Établissement thermal

DE

VICHY

SOURCES :

Célestins

Grande-Grille

Hôpital

VICHY

SOURCES DE L'ÉTAT
Dont le puisement et l'embouteillage
SONT CONTROLÉS PAR UN REPRÉSENTANT DE L'ETAT

CÉLESTINS Les **Célestins** doivent leur nom à un couvent de Célestins qui existait jadis en cet endroit. L'eau des **Célestins** est très fraiche et très pétillante ; elle est très agréable à boire sur place, aussi bien qu'au loin. C'est une de celles qui peuvent être ordonnées avec le plus d'avantages. Ces sources sont indiquées dans la *gravelle urique* et les *coliques néphrétiques* qui l'accompagnent, dans la *goutte*, le *diabète*, l'*albuminurie*, et dans les premières périodes des affections chroniques des *voies urinaires*.

GRANDE-GRILLE C'est la source la plus universellement connue et la plus fréquentée de Vichy. Elle est, avant tout, indiquée dans les *affections du foie*, dans les *engorgements des viscères abdominaux* et surtout contre les *coliques hépatiques*, qui accompagnent la *lithiase biliaire*. Des malades qui avaient des crises presque quotidiennes, partent absolument guéris après une cure de trois semaines. Ils parviennent à se maintenir en bonne santé en buvant chez eux de l'eau transportée, qui conserve toute son action, même après plusieurs années d'embouteillage.

HOPITAL Située vis-à-vis du terrain qu'occupait autrefois l'ancien hôpital civil, derrière le Casino, cette source suffit amplement à la consommation locale ou extérieure. *Les troubles de la digestion stomacale ou intestinale* attirent un grand nombre de malades à Vichy ; ces mêmes affections sont l'objet des applications les plus usuelles de l'**Hôpital**. *La dyspepsie*, sous presque toutes ses formes, s'en trouve bien. — Comme toutes les eaux de Vichy, elle conserve toutes ses qualités en bouteilles et donne également d'excellents résultats dans tous les cas énumérés ci-dessus, même employée loin des sources.

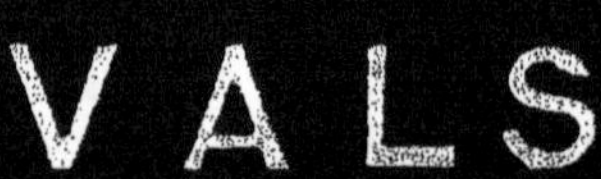

VALS

Eaux Min⁻ˢ Nat⁻ˢ admises dans les Hôpitaux
Saint-Jean. Maux d'estomac, appétit, digestions.
Précieuse. Bile, calculs, foie, gastralgies, goutte.
Rigolette. Appauvrissement du sang, débilités.
Désirée. Constipation, coliques néphrétiques, calculs
Magdeleine. Foie, reins, gravelle, diabète.
Dominique. Asthme, chloro-anémie, débilités.
Impératrice. Estomac. Eau de table parfaite.
Très agréables à boire. Une Bouteille par jour.
SOCIÉTÉ GÉNÉRALE des EAUX à VALS, Ardèche.

Contrexéville

SOURCE DU PAVILLON

La seule décrétée d'intérêt public

(Décret du 4 août 1860)

ÉTABLISSEMENT HYDROTHERMAL

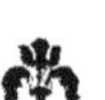

Saison
ouverte
du 20 mai
au
20 septem-
bre

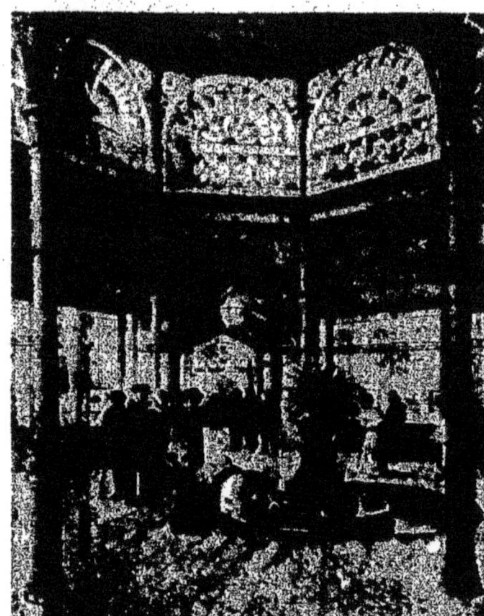

Buvette du Pavillon

MALADIES TRAITÉES : *Gravelle, Goutte, Diabète, Arthritisme, Maladies du foie et Affections des voies
urinaires.*

GRAND HOTEL DE L'ÉTABLISSEMENT (1er ORDRE)

CASINO & THÉATRE

Traitement à domicile : L'eau de la Source du Pavillon
ne s'altère ni par le transport, ni par le temps.

Pour tous renseignements et commandes :

S'ADRESSER A L'ADMINISTRATION, à **Paris, 8, rue de Hanovre**

VITTEL

(Vosges)

GRANDE SOURCE	SOURCE SALÉE
DÉPURATIVE	**LAXATIVE**
Produit la saignée urique.	Produit la saignée biliaire.
CONVIENT DANS	CONVIENT DANS
Goutte articulaire ou viscérale;	Constipation habituelle;
Lithiase urinaire;	Lithiase biliaire;
Gravelle irritable;	Congestions du foie;
Coliques néphrétiques;	Coliques hépatiques;
Cystite chronique.	Diabète sucré.

Établissement ouvert du 25 Mai au 25 Septembre

BAINS ET DOUCHES

Hydrothérapie — Sudation — Massage

EAUX DE VITTEL TRANSPORTÉES

DÉPOT SPÉCIAL A PARIS

16, Rue du Hanovre, 16

Une des qualités les plus remarquables des Eaux de Vittel est leur parfaite conservation en bouteilles.

Brides-les-Bains (Le Carlsbad français) 600ᵐ d'altitude

(Savoie) & Salins-Moutiers

SAISON DU 15 MAI AU 30 SEPTEMBRE

Brides. — *Eau toni-purgative chaude (35°)*

AFFECTIONS DU TUBE DIGESTIF ET SES ANNEXES

(Intestins, Foie, Reins)

DIABÈTE, OBÉSITÉ

Etablissement thermal de 1ᵉʳ ordre. — Bains, Piscines,
Douches, Gymnastique suédoise.

CASINO, ORCHESTRE, THÉATRE

Excursions en Montagne

Hôtels de la Cⁱᵉ : **HOTEL DES THERMES, et annexes**
Nouvel Hôtel

Tramway jusqu'à la gare des MOUTIERS

Salins-Moutiers. — *Mer thermale dans les Alpes*

EAU CHLORURÉE SODIQUE A 35°

Anémie — Lymphatisme — Scrofule
Affections utérines — Maladies du Cœur

BAINS A EAU COURANTE

GRAND HOTEL DES BAINS

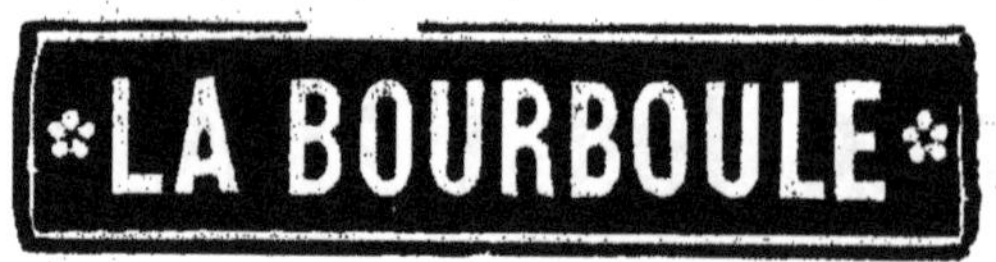

Source Choussy-Perrière

EAU CHLORURÉE, ARSENICALE

ÉMINEMMENT RECONSTITUANTE

Saison du 25 Mai au 1er Octobre

TROIS ÉTABLISSEMENTS THERMAUX
POURVUS DES APPAREILS LES PLUS PERFECTIONNÉS
HYDROTHÉRAPIE COMPLÈTE

ABONNEMENTS POUR TRAITEMENT A FORFAIT
DANS CHAQUE ÉTABLISSEMENT
Réductions à partir du 16 Août

Anémie — Lymphatisme
Affections des voies respiratoires
Maladies de la peau — Fièvres paludéennes
Rhumatismes — Diabète

*Deux Casinos — Parcs magnifiques — Excursions
dans les Montagnes
La Bourboule est une station d'enfants et le rendez-vous
préféré des familles.*

L'eau **Choussy-Perrière** transportée conserve toutes
ses propriétés.

ENVOI FRANCO DE NOTICES ET PROSPECTUS

*Adresser les demandes à la Direction, 30, rue Saint-Georges,
à Paris, ou au régisseur de la Cie, à La Bourboule (Puy-de-
Dôme).*

CAUTERETS

(Hautes-Pyrénées)

Compagnie nouvelle des Thermes de Cauterets
et de la vallée de Saint-Savin

Siège social à Toulouse, rue Saint-Georges, 2

Concessionnaire pour la vente des eaux
Maison ADAM, 31, boulevard des Italiens, 31, PARIS

Station thermale des plus riches en sources sulfureuses
Six buvettes renommées : 39° à 55° c.
Dix établissements de premier ordre, pour bains,
douches de toute sorte, humages et pulvérisations à pression
naturelle avec appareils nouveaux.
Vaste piscine de natation à eau minérale courante

LA RAILLÈRE — MAUHOURAT

Thermes de César et des Espagnols. — Thermes des Œufs,
de Pauze-Vieux, du Pré, du Bois-Vieux et du Bois-Nouveau.

Saison du 1er Mai au 31 Octobre
CASINOS-THÉATRES

Concerts plusieurs fois par jour, sur l'Esplanade des Œufs

La station thermale de Cauterets doit son ancienne et universelle
réputation à l'efficacité incontestée de ses sources contre toutes les
maladies justiciables des eaux sulfureuses.

Une ère nouvelle de prospérité s'est ouverte pour cette « Ville thermale par excellence », actuellement entre les mains d'une Compagnie
nouvelle qui ne négligera rien pour y multiplier les éléments curatifs
et, de plus, ces distractions diverses qui aident si bien l'action des
ressources médicales. La *Compagnie des Thermes de Cauterets* a
inauguré des travaux de la plus haute importance, (1,400,000 francs)
pour l'amélioration de ses divers établissements.

Deux chemins de fer électriques relient Cauterets d'une part à ses
Thermes de la Raillère, d'autre part à la gare de Pierrefitte-Nestalas,
station terminus du chemin de fer du Midi.

INDICATIONS CURATIVES :

1. Maladies de la gorge, du nez et des oreilles.
2. Affections des voies respiratoires ; susceptibilité catarrhale, bronchites, emphysème, asthme, pleurésies et pneumonies chroniques,
phtisie.
3. Affections des voies digestives : dyspepsie, gastralgie, gastro-entérites, etc.
4. Affections des voies urinaires : néphrites, catarrhe vésical, gravelle,
albuminurie, diabète.
5. Maladies de la peau.
6. Maladies diathésiques, rhumatisme simple ou goutteux,
herpétisme, scrofule, syphilis.
7. Affections articulaires ; — chirurgicales.
8. Maladies des femmes.
9. Affections nerveuses : sclérose de la moelle, ataxie locomotrice,
atrophies musculaires, parésies du mouvement et de la sensibilité.

Traitement du Diabète

ANTIDIABÉTIQUE
CONCENTRÉ

I. P. 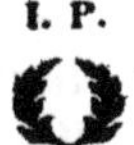

Du Docteur E. DUHOURCAU
(de Cauterets – Hautes-Pyrénées)

Lauréat de l'Académie Nationale de Médecine (1888 à 1894)
De l'Ecole supérieure de Pharmacie et des Hôpitaux de Paris

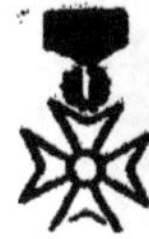

ÉLIXIR
A base de Glycérine, Coca, Boldo, Kola, Bromures, Lithine, etc.

Tonique, réparateur et calmant, agit puissamment contre les diabètes, sucrés et autres, contre les affections douloureuses du foie et des voies digestives, contre l'épuisement et la surexcitation des nerfs.

Prix 5 francs

Médaille d'argent à l'Exposition de Bordeaux, 1896,
de Bruxelles, 1897.

DÉPOT GÉNÉRAL

Pharmacie centrale de France, – 7, Rue de Jouy,

PARIS

DRAGÉES ANTICATARRHALES

Toniques Reconstituantes

DU

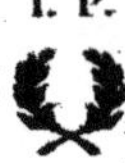

DOCTEUR E. DUHOURCAU

(DE CAUTERETS)

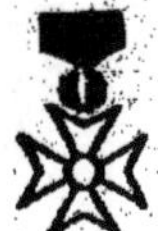

Lauréat de l'Académie de Médecine (1888 et 1894), Lauréat de l'Ecole Supérieure
de Pharmacie (1869 et 1870)
Ex-Interne Lauréat des Hôpitaux de Paris, etc.

DRAGÉES A BASE DE GAIACOL, TERPINE, IODOFORME, PEPSINE, GLYCÉROPHOSPHATE DE CHAUX, etc.

Ces **Dragées Anticatarrhales**, en combattant le catarrhe, comme leur nom l'indique, modifient les sécrétions et calment la toux par le Gaïacol, la Terpine et l'Iodoforme, assurent par ce dernier l'antisepsie du poumon et du sang lui-même, activent les fonctions de l'estomac par la Pepsine, réveillent l'appétit et contribuent au remontement des forces, à la reconstitution de l'économie par le Glycérophosphate de Chaux combiné à une très faible dose d'Arséniate de Strychnine.

MODE D'EMPLOI :

Les **Dragées Anticatarrhales** se prennent de préférence au moment des repas, le matin, à midi et le soir. On commence par une, prise trois fois par jour, et l'on arrive à doubler cette dose plus ou moins rapidement, selon les besoins.

PRIX (en France)

Le Flacon de 80 Dragées : **4** fr. **50** — Le Demi-Flacon de 40 Dragées : **2** fr. **50**

DÉPOT GÉNÉRAL :

PHARMACIE CENTRALE DE FRANCE

7, Rue de Jouy, 7 — PARIS.

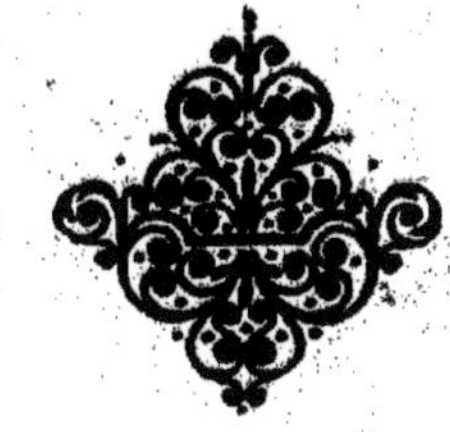

PRINCIPAUX OUVRAGES
Du Docteur E. DUHOURCAU

1. **Etude sur les eaux de Cauterets.** Thèse de doctorat, 1873.

2. **La sulfurométrie appliquée aux sources de Cauterets.** In-8o, 104 pages. Paris, V.-A. Delahaye, Lecrosnier et Cⁱᵉ, 1876.

3. **Du traitement de la pleurésie chronique par les eaux de Cauterets.** In-8o. Paris, 1877. — (Id.)

4. **De la nature du principe sulfuré des eaux de Cauterets.** (*Cauterets Médical* ; extrait d'un *Mémoire* récompensé par l'Académie des sciences de Toulouse, 1880). — (Id.)

5. **Les eaux sulfureuses et la métallothérapie,** etc. (Extrait des *Annales de la Société d'hydrologie médicale de Paris*.) In-8o, 1881.

6. **Cauterets, ses eaux minérales et leurs effets curatifs.** In-12, 110 pages. Paris, V. A Delahaye, E. Lecrosnier et Cie, 1882.

7. **Del valor de las aguas de Cauterets en el tratamiento de la tisis pulmonar.** (Mémoire lu au Congrès médical international de Séville, en avril 1882.) Tarbes, 1882.

8. **Traitement de la syphilis par les eaux sulfureuses, et en particulier par les eaux de Cauterets.** (Extrait des *Annales de la Société d'hydrologie médicale de Paris*.) In-8o, 1883.

9. **Recueil d'observations sur l'effet des eaux minérales de Cauterets,** par Antoine, Théophile et François DE BORDEU, médecins. Publié et annoté par le Dʳ DUHOURCAU. — Pau, G. Cazaux, 1883.

10. **Phtisie laryngée, eaux sulfureuses et trachéotomie.** (Mémoire lu à la Société française d'otologie et de laryngologie ; discussion et réponses.) — Toulouse, Éd. Privat, 1883.

11. **Le choléra d'après le Dʳ D. Jaime Ferran ; la vaccination cholérique, les délégations scientifiques en Espagne.** In-8o, 175 pages. — G. Carré, Paris ; A. Manceaux, Bruxelles, 1885.

12. **Les eaux de Cauterets dans le traitement des maladies des femmes.** (Mémoire lu au Congrès international d'hydrologie de Biarritz, 1886.) — Tarbes, 1887.

(Mémoire lu au Congrès de Biarritz, 1886.)

14. **La phtisie pulmonaire et les eaux de Cauterets.** (Mémoire lu au Congrès de Biarritz, 1886.) — Toulouse, Éd. Privat, 1887.

15. **Pau et son climat au point de vue médical.** (Notice bibliographique, lue au Congrès de climatologie de Biarritz.) — Toulouse, Éd. Privat, 1887.

16. **Indication et emploi des eaux minérales dans le traitement du rhumatisme chronique.** (Mémoire couronné par l'Académie nationale de médecine de Paris ; Prix Capuron, 1888.) *Archives générales d'hydrologie.* — Paris, 1890.

17. **L'inhalation et le humage dans diverses stations thermales, et principalement à Cauterets.** (Mémoire présenté au Congrès international de médecine de Barcelone.) Octobre 1888. — Sous le même titre : Mémoire plus développé lu à la *Société d'hydrologie de Paris*, et inséré dans ses *Annales*, tome XXXIV. — Paris, 1890.

18. **Du rôle de l'azote gazeux dans les eaux minérales des Pyrénées.** (Extrait de la *Revue des Pyrénées.*) — Toulouse, Éd. Privat, 1890.

19. **Quelques pages authentiques de l'histoire médicale de Cauterets.** — Mémoire lu au *Congrès de l'Association pyrénéenne*, à Bordeaux, Mai 1891.

20. **Une nouvelle formule tœnifuge. Étude comparative.** — Travail présenté à la Société de thérapeutique de Paris. (Extrait du journal les *Nouveaux Remèdes*, 8 octobre 1892.) — Paris, O. Doin, 1892.

21. **L'inoculation préventive contre le choléra.** Traduction de l'ouvrage espagnol des docteurs J. Ferran (de Barcelone), A. Gimeno et I. Pauli. — Paris, Société d'éditions scientifiques, 1893.

22. **Des conditions générales d'installation d'un sanatorium pour tuberculeux.** — Paris, Octave Doin, éd. 1896.

23. **Les Laboratoires bactériologiques en Espagne et en Portugal.** — Rapport à M. le Ministre de l'instruction publique. — Toulouse, Éd. Privat, 1896.

24. **Du rôle actif de l'azote gazeux dissous dans les eaux minérales.** — Mémoire lu à la Société de thérapeutique et au Congrès des Sociétés savantes. — Paris, 1897.

25. **Revue médicale et scientifique d'hydrologie et de climatologie pyrénéennes.** (Années 1884, 1885, 1886, 1887.) Éd. Privat, libraire-éditeur 45 rue des Tourneurs, Toulouse.

www.ingramcontent.com/pod-product-compliance
Ingram Content Group UK Ltd.
Pitfield, Milton Keynes, MK11 3LW, UK
UKHW021051150726
13693UKWH00007B/300